Marco Buraschi

KEINE LEICHTE BEUTE

TIPPS UND TRICKS ZUM BESSEREN SELBSTSCHUTZ

Nur konkrete Maßnahmen helfen

Die Sicherheitslage hat sich in den vergangenen Jahren in Südtirol spürbar verschlechtert und wir erleben eine wachsende Zahl von Delikten gegen Eigentum und Personen, teils verursacht durch organisierte Banden, sowie ein gestiegenes Gewaltpotenzial.

Als zuständige Landesrätin für die öffentliche Sicherheit und Gewaltprävention in Südtirol ist es mir wichtig, dass wir uns im Bereich der öffentlichen Ordnung und Sicherheit bestmöglich mit den staatlichen Akteuren abstimmen. Gleichzeitig sollen wir aber auch alle Möglichkeiten und Spielräume auf Landes- und Ortsebene, die uns das Gesetz gibt, nutzen und diese laufend ausbauen.

Eine schnelle Aufklärung und konsequente Bestrafung können kriminellen Entwicklungen zwar entgegenwirken, jedoch brauchen wir bereits im Vorfeld effektive Präventionsmaßnahmen, um kriminelle Handlungen möglichst frühzeitig zu unterbinden und gar nicht erst zustande kommen zu lassen.

Ich danke Marco Buraschi für die Idee und Umsetzung dieses praktischen Ratgebers. Er fasst konkrete Maßnahmen im Bereich der Prävention zusammen und gibt eine Handlungsanleitung für mehr persönliche Sicherheit. Durch diese nützlichen Ratschläge wird es für jeden Einzelnen möglich, gezielte Schritte zu setzen, um sich selbst, sein Zuhause und seine Familie bestmöglich zu schützen.

Dabei geht es einerseits um technische und digitale Möglichkeiten, aber auch um Verhaltensweisen und um die gesetzlichen Rahmenbedingungen, damit wir im Ernstfall schnell, effizient und wirksam handeln können.

Sicherheit beginnt bei uns selbst und wir sind alle angehalten, das Mögliche zu tun, um uns, unsere Familien und unser Heim bestmöglich zu schützen. In diesem Sinne unterstütze ich die wertvollen Initiativen von Marco Buraschi.

Ulli Mair
Südtiroler Landesrätin für Wohnbau, Sicherheit und Gewaltprävention
Mai 2025

01

ÜBER UMWEGE ZUR SICHERHEIT

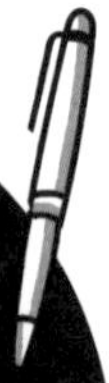

Haltet euch beim Lesen dieses Buchs ein Blatt Papier und einen Kugelschreiber parat, um euch die vielen Tipps, die auch nur in einem Satz genannt sind, zu notieren.

Es war im Jahr 2000: Bei einer Veranstaltung in einer Tennishalle zettelten zwei junge Burschen plötzlich eine Schlägerei an. Sofort kamen zwei Männer von der Security an, die ich heute allerdings nicht mehr als solche bezeichnen würde. Sie waren höchstens Aufpasser oder Rausschmeißer, mit meinem Verständnis von Sicherheit hatte ihr Job aber nicht viel zu tun. Damals mit zwanzig Jahren habe ich nie viel Alkohol getrunken, im Gegenteil: Ich war auch beim Ausgehen auf Partys immer nüchtern und hatte trotzdem meinen Spaß. So schaute ich den beiden Türstehern zu, wie sie die Situation zu meistern versuchten. Ich konnte beobachten, dass sie weder eine besondere Technik beherrschten, um die beiden Raufbolde auseinanderzubringen, noch ihren Einsatz in irgendeiner Form koordinierten. Da sprach mich plötzlich jemand von hinten an: „Helfen wir der Security?" „Nein, das ist nicht mein Beruf und ich bekomme dafür auch kein Geld", erinnere ich mich an meine Antwort. Das war rückblickend der ausschlaggebende Moment für meinen beruflichen Werdegang.

Security: mehr als Türsteher und Rausschmeißer

Das oben geschilderte kurze Gespräch mit dem unbekannten Partygast gab mir den Impuls für meinen Beruf, für meine Berufung: Nach kurzer Überlegung begann ich, mich für den Job als Türsteher zu interessieren und mich über die Gemeindeverwaltungen bei den Vereinshäusern in der näheren Umgebung als Security für verschiedene Veranstaltungen zu bewerben. Die Antwort war ernüchternd: „Wir haben schon welche, die ‚richtig beinand' sind." Die alteingesessenen Türsteher waren sogenannte „Kästen" im Bodybuilder-Format, die haben uns „Mandarinen" nur ausgelacht. Irgendwie ist es dann aber doch dazu gekommen, dass ich an Silvester 2000 meinen ersten Auftrag für den Security-Dienst auf einer Veran-

staltung in einer Tennishalle im Pustertal erhielt. Gleichzeitig übernahm ich den Personenschutz für jemanden aus meinem Bekanntenkreis, der sich von einer Gruppe bestimmter Leute bedroht fühlte. Der unbekannte Partygast von damals unterstützte mich zunächst, bald darauf trennten sich unsere Wege aber wieder.
Von Anfang an sah ich meine Stärke darin, die ganze Sache vorausschauender anzupacken, damit die Partys grundsätzlich ruhiger und ohne bemerkenswerte Zwischenfälle verlaufen konnten: Gab es Probleme am Eingang, in den überfüllten Toiletten oder in der Garderobe, die nach der Mitternachtseinlage meist regelrecht gestürmt wurde, positionierte ich genau dort schon frühzeitig meine Leute. Um die Klagen von Nachbarn wegen Ruhestörung und herumliegender Flaschen und Gläser zu vermeiden, nahmen wir diese den Partygästen beim Verlassen der Veranstaltung ab. Das sorgte bei unserer damaligen Konkurrenz nur für Kopfschütteln, als „Klomänner" und „Müllmänner" bezeichneten sie uns. Ein Security-Unternehmen, wie ich es heute führe, gab es zu dieser Zeit in Südtirol noch keines, die Türsteher waren oft „Tuttofare", zu Deutsch „Mädchen für alles", und hatten in jedem Fall mindestens einen Schlagstock oder ein Pfefferspray in der Hosentasche. Rückblickend kann ich aber sagen, dass sich mein Ansatz bewährt hat, auch wenn ich damals noch oft Schwierigkeiten hatte, Mitarbeiter zu finden, und teurer war als meine Mitbewerber. Es sprach sich aber bald herum, dass wir gut arbeiteten – so traf ich mit der Konkurrenz schließlich eine Einigung und wir übernahmen abwechselnd den Sicherheitsdienst bei Veranstaltungen in den umliegenden Vereinshäusern.

Ganz klar: Lehrjahre sind keine Herrenjahre. Mein Nebenjob war nicht immer ein Zuckerschlecken und es konnte auch schon mal brenzlig werden. Ich kann mich noch gut an einen Abend in einem angesagten Lokal erinnern, das damals nicht den allerbesten Ruf hatte. Vor der Tür standen Leute, darunter einige durchaus aggressive junge Männer, die ich – berechtigterweise, wie sich herausstellen sollte – nicht einlassen wollte. Plötzlich hörte ich ein „Glagg-glagg-glagg". Da wusste ich Bescheid. Einer der Typen zückte ein Butterfly-Messer. Ein zweiter nahm seine Schlüssel in die Faust, um die er noch die Schlüsselkette wickelte, um seine Hand als Schlagring benutzen zu können. Das besagte Lokal hatte damals eine Glastür, und während ich diese von innen mit meinem Fuß blockierte, drängten von hinten Menschen hinaus. Ich bat diese, einen Moment zu warten, weil es ein Problem gebe – ich wollte nicht alle Details verraten, um keine Panik zu verursachen und dem angeschlagenen Ruf des Nachtclubs nicht noch eins draufzusetzen. Einer der Gäste bestand jedoch darauf, nach draußen gelassen zu werden, ich würde „Freiheitsberaubung“ begehen. „Gut“, antwortete ich ihm, „ich zähle jetzt bis drei und öffne dann ganz kurz die Tür, damit du nach draußen kannst. Da draußen ist aber einer mit einem Messer.“ Dann war Ruhe und ich hatte die notwendige Zeit, um die Situation in den Griff zu bekommen.

Kampfkunst: nicht nur Selbstverteidigung

Zum Zeitpunkt dieser ersten Erfahrungen im Security-Dienst hatte ich bereits mehrere Jahre lang intensiv Kampfsport betrieben – mit großer Begeisterung, phasenweise sogar mit einem gewissen Fanatismus: Ich trainierte oft zwei- bis dreimal täglich, schlief mitunter sogar in der Turnhalle und war an den Wochenenden auf Trainingslagern unterwegs – in Südtirol, auf Elba und Korsika, in Frankreich. Ich begann, mich mit der Kampfkunst auseinanderzusetzen, was mich in meiner vorausschauenden Art prägte: Denn wer die Kunst des Kämpfens beherrschen will, muss die nächsten Schritte seines Gegners voraussehen, versuchen, diesen zu täuschen, und danach seine Gegenreaktion vorausplanen. Das ist es, was im Grunde auch einen guten Sicherheitsdienst ausmacht, weshalb dieser Ansatz zur Richtschnur meines täglichen Lebens geworden ist. Bis heute spreche ich daher im Gespräch mit meinen Kunden, bei Vorträgen und in diesem Buch mehr über Selbstschutz und weniger über Selbstverteidigung.

Berufsweg: mehr als ein Job

Überhaupt habe ich in meinem Leben verschiedene Jobs ausprobieren können. Viele davon kommen mir bis heute zugute: Nach meiner Ausbildung zum Elektrotechniker arbeitete ich zunächst in einem Elektrofachgeschäft und engagierte mich ehrenamtlich beim Weißen Kreuz. Ich war aber auch schon Bauarbeiter, Maler, Bademeister, Sozialbetreuer und Kindergärtner. Besonders gerne erinnere ich mich an die Zeit im Kindergarten zurück, wo ich auch zu etwas lebendigeren Kindern stets einen guten Draht hatte. Ich muss zugeben, das gemeinsame Singen lag mir dabei weniger. Ich habe den Kindern aber immer wieder Parcours mit Tischen, Stühlen und Matten aufgebaut – und dabei wurden sie unbewusst im Vorausdenken geschult. „Bevor du startest, musst du sicher sein, dass der Stuhl nicht wackelt und dass der Tisch nicht rutschig ist. Überlege gut, welcher dein nächster Schritt sein soll“, regte ich die Kleinen zu einer gewissen Weitsicht an. Meine Kolleginnen meinten zwar, dass man auf Tische nicht steigen sollte, die Kinder – und auch ich – hatten dabei aber einen mords Spaß. Gerne hätte ich diesen Job weitergemacht, im darauffolgenden Jahr bekam ich aber keine Jahresstelle mehr – mir fehlte die Ausbildungsgrundlage – und so orientierte ich mich abermals neu.

Selbstständigkeit: Schritt ins Ungewisse

Ich begann, in einem Heim für Menschen mit Behinderungen zu arbeiten. Dort habe ich beobachtet, wie sehr sich vor allem die Frauen in diesem Beruf aufopfern und über ihre Arbeitszeit hinaus, nahezu 24 Stunden, für ihre Schützlinge da sind. Es ist eine hingebungsvolle Arbeit, ein Mutter-Teresa-Beruf. Das hat mich damals sehr gestört – und hätte mich fast kaputtgemacht: Da ich in dieser Zeit nur Nachtdienste übernommen habe, kämpfte ich mit den unregelmäßigen Arbeitszeiten. Ich verstand bald, dass ich Heimleiter werden musste, um etwas verändern zu können. Das ging aber nicht ohne eine entsprechende Ausbildung, weshalb ich mich an der Universität Bozen für die Studienrichtung Sozialpädagogik am Standort Brixen inskribierte. Damals war ich 25 Jahre alt, nebenbei trainierte ich weiter meinen Kampfsport und übernahm am Wochenende Security-Dienste. Berufsbegleitend hängte ich ab 2009 noch ein zweites Studium in Sozialmanagement in München dran. Währenddessen musste ich mich aber entscheiden: Arbeite ich weiter mit Menschen mit Behinderung oder mache ich mich selbständig? Ich rang mich schließlich dazu durch, es mit einem Security-Unternehmen zu versuchen, zumal ich im Notfall mit meiner Ausbildung immer wieder in den sozialen Bereich zurückkehren hätte können. Das war 2010. Der Bereich der Sicherheitsdienste war in Italien damals noch nicht gesetzlich geregelt.

Durnwalder: „... endlich jemand, der arbeiten will“

Wie also das Ganze angehen? Zu jener Zeit war es möglich, auch als einfacher Bürger und ohne Voranmeldung den damaligen Landeshauptmann von Südtirol Luis Durnwalder bei seiner täglichen frühmorgendlichen Sprechstunde im Palais Widmann in Bozen zu treffen. Ich war bereits um halb vier Uhr vor Ort – und gefühlt der Letzte in der langen Schlange. Um zehn Uhr vormittags – zwischen dem einen und anderen Bürgermeister – kam ich schließlich dran. Bereits zu Beginn unseres Gesprächs musste ich schmunzeln: Auf einem Südtiroler Nachrichtenportal gab es damals eine Comedy-Serie, die sich „Ban Luis“ nannte, in der der Landeshauptmann die Bürger mit den Worten „Worum geht's?“ begrüßte. Als ich in Durnwalders Büro eintrat, traute ich fast meinen Ohren nicht, denn genau so hat er mich tatsächlich begrüßt. Ich erklärte ihm mein Vorhaben und dass es dafür ausschlaggebend sei, das Berufsbild der Türsteher zu definieren. „Endlich mal jemand in diesem Land, der arbeiten will“, antwortete der Landeshauptmann überraschenderweise. Durnwalder telefonierte in den dritten Stock des Palais Widmann, wo damals Siegfried Rainer die Abteilung „Örtliche Körperschaften“ leitete. „Schreib mit, was der Bua sagt, der hat gute Ideen“, wies der Landeshauptmann den Beamten an. Ich hatte mir damals sogar schon Gedanken über eine Ausbildung gemacht, bei der meiner Meinung nach die gesetzlichen Grundlagen des Berufes, aber auch

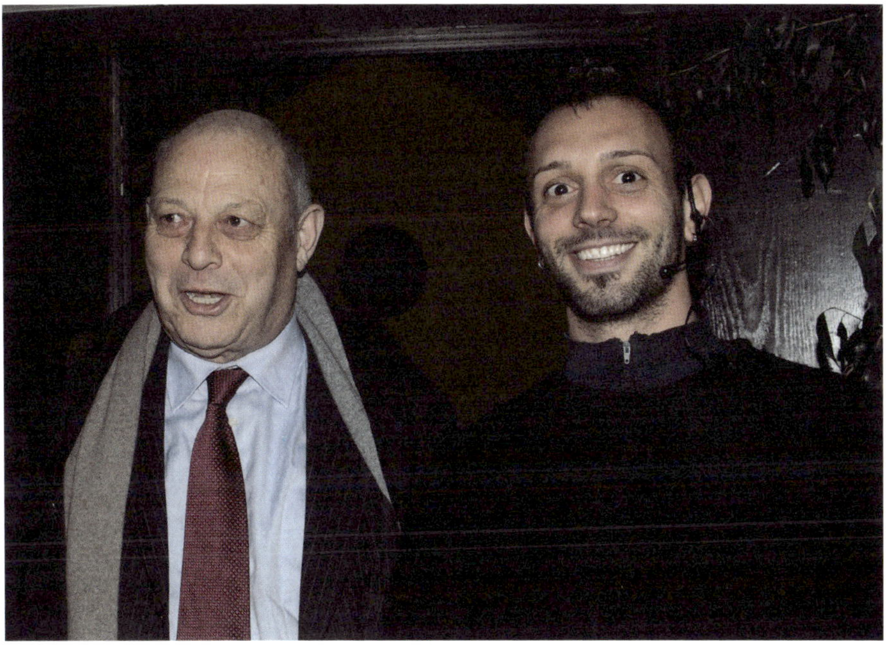

Marco Buraschi mit Luis Durnwalder

Erste Hilfe und Brandschutz, Kampfsport und Psychologie gelehrt werden sollten. Marion Markart, damals Mitarbeiterin und heute Direktorin besagter Abteilung, notierte meine Vorschläge.

Unternehmensgründung: „Einen Versuch ist es wert"

Das war im Sommer 2010. Nach dem Gespräch mit dem Landeshauptmann setzte ich sofort eine Internetseite auf. Ich war der Meinung, das notwendige Gesetz komme dann eh bald. Das Gesetz kam tatsächlich bereits im September, aber nicht vom Land Südtirol, sondern vom Staat. Dieses sah vor, dass man nur mit entsprechender Erfahrung als Security-Unternehmen zugelassen wurde. Konkret bedeutete das, dass man als Polizist (mit Ermittlungstätigkeit) gearbeitet haben musste – denn Türsteher gab es bis zu dem Zeitpunkt offiziell ja keine.

Zum Glück hatte ich meine Security-Einsätze bei Veranstaltungen stets über Honorarnoten abgerechnet und konnte dadurch trotzdem eine bestimmte Erfahrung nachweisen. Meinem Ansuchen bei der Bozner Quästur legte ich die Bestätigung meiner öffentlichen Auftraggeber bei. „Einen Versuch ist es wert, sonst kann ich immer noch in den sozialen Bereich zurückkehren", dachte ich mir, als ich die Unterlagen abgab. Der Versuch ist geglückt, es wartete aber bereits gleich die nächste Herausforderung auf mich: Ich musste eine Kaution hinterlegen und ein Büro außerhalb meiner Wohnung anmieten. Das waren Spesen, mit denen ich nicht gerechnet hatte. Das notwendige Geld konnte ich mir aber glücklicherweise von meiner Familie leihen, später habe ich alles wieder zurückgezahlt. Das war der Startschuss für mein Unternehmen STS-Security.

STS-Security: Auch große Ideen fangen klein an

Mithilfe meines Kollegenkreises habe ich klein angefangen, zunächst mit Firmensitz in Montan, dann in Auer. Heute hat STS-Security seinen Sitz in der Industriezone in Bozen. Ich beschäftige mittlerweile mehr als 600 Mitarbeiterinnen und Mitarbeiter in Südtirol, im Trentino, im Belluno und bin auch über die Landesgrenzen hinaus, vor allem in Österreich, tätig. Dort braucht es im Gegensatz zu Italien nur eine polizeiliche Überprüfung, um im Sicherheitsdienst arbeiten zu können. Hier hat Italien seinen Nachbarländern zweifelsohne einiges voraus, zumal von Security-Mitarbeitern heute mindestens 90 Ausbildungsstunden, darunter Psychologie und Kommunikation, geleistet werden müssen. In Südtirol bietet die Berufsschule entsprechende Lehrgänge an, mittlerweile werden die Kurse auch teilweise online abgehalten. Danach gibt es immer wieder verschiedene Fortbildungsmöglichkeiten im In- und Ausland, die ich persönlich gerne nutze, aber auch für die Mitarbeiterinnen und Mitarbeiter meines Unternehmens anbiete. Nicht zuletzt bin ich bis heute auch selbst immer wieder bei Events und anderen Einsätzen vor Ort.

STS-Security zählt nunmehr zu den größten und erfahrensten Sicherheitsfirmen im Land. In den vergangenen Jahren habe ich das Portfolio des Unternehmens schrittweise erweitert: Neben dem Sicherheitsdienst für kleinere und größere Events biete ich heute auch eine Reihe von weiteren Dienstleistungen im Bereich der Sicherheit an: eine Detektei für Private, Unternehmen und Kanzleien, einen Begleitdienst für Promis, einen Schutzdienst für bedrohte Personen, einen Stewart-Dienst bei Sportveranstaltungen sowie einen Portier- und Rezeptionsdienst. Als nächstes Projekt schwebt mir ein Wachmanndienst vor, der vor allem für Bauunternehmen interessant sein könnte, die bei Straßenarbeiten wertvolle Arbeitskräfte zur Verkehrsregelung abziehen müssen. Für jedwede Tätigkeit ist ein professioneller Kontakt und regelmäßiger Austausch mit den Behörden und Ordnungskräften entscheidend, denn gerade im Bereich der Sicherheit braucht es für eine gute Zusammenarbeit ein hohes Maß an Vertrauen. Ein Vertrauen, das ich auch in meine Mitarbeiterinnen und Mitarbeiter setze, die ich stets sehr sorgfältig auswähle: Bei einem „Bandenkrieg" in der Drogenszene einer Südtiroler Stadt habe ich beispielsweise Mitarbeiter verschiedenster Herkunft eingesetzt, die auf gleicher Ebene mit den unterschiedlichen Gruppen sprechen konnten, sozusagen als „einer von ihnen." So ist es gelungen, die angespannte Situation unter Kontrolle zu halten. Dafür aber müssen nicht nur die Mitarbeiter vor Ort, sondern vor allem auch die Mitarbeiter im Hintergrund bei der Organisation der Einsätze vorausdenken und genau überlegen, wer wohin geschickt werden kann. Vorausdenken: Das Credo, an das ich seit Beginn felsenfest glaube. Damit es durch ein vorausschauendes Handeln erst gar nicht zu einer gefährlichen Situation kommt.

02

SEHNSUCHT NACH SICHERHEIT?

SO GEHT ES VIELEN.

Wieso habe ich nun aber dieses Buch geschrieben? Einmal davon abgesehen, dass es für mich selbst hilfreich ist, meine Gedanken und Tipps in einem Dokument zusammenzufassen und so künftig auch meinen Vorträgen mehr Struktur zu geben, betrachte ich dieses Buch als einen wertvollen Beitrag für unsere Gesellschaft. Denn während ich früher ehrenamtlich für das Weiße Kreuz tätig war, Selbstverteidigungskurse für Frauen und Vorträge zum Thema Sicherheit gehalten habe, widme ich mich heute fast ausschließlich meiner Arbeit. Auch damit trage ich ein Stück weit zu einer sichereren Gesellschaft bei, klar. Mit diesem Buch kann ich aber noch mehr Menschen erreichen und dazu anregen, sich mit den Themen Selbstschutz und Sicherheit auseinanderzusetzen. Denn das ganze „Geplärre" (Jammern), dass unser Land nicht mehr sicher sei, und alle Schuldzuweisungen, dass die Politik und die Polizei nichts dagegen unternehmen würden, nützen uns in einer gefährlichen Situation halt auch nichts: Vielmehr müssen wir uns als Familien, als Dorfgemeinschaften, als Gesellschaft selbst schützen, damit wir die Politik und die Ordnungskräfte im besten Fall gar nicht erst brauchen.

Sicherheit ist ein menschliches Grundbedürfnis

Sicherheit ist ein menschliches Grundbedürfnis. Dabei ist zwischen gefühlter Sicherheit und realer Sicherheit zu unterscheiden. Die gefühlte Sicherheit ist für jeden Menschen eine andere: Da ist das Mädchen, das Angst hat, wenn drei oder vier Menschen in einer dunklen Ecke zusammenstehen und sie daran vorbeigehen muss. Jemand anderes kann sich aber zur gleichen Zeit am selben Ort sicher genug fühlen, um durch den finsteren Park zu gehen. Der eine macht sich nicht viel draus, wenn Einbrecher seine Wohnung durchwühlen. Die andere kann aber für ihr Leben gezeichnet sein und jedes Mal in panische Angst verfallen, wenn es an der Wohnungstür raschelt. Zeigen die Ordnungskräfte auf den Straßen mehr Präsenz, ist das zweifelsohne positiv für die gefühlte Sicherheit, wenngleich es an der realen Sicherheit nicht viel ändern und das Problem im Grunde nur verlagern wird.

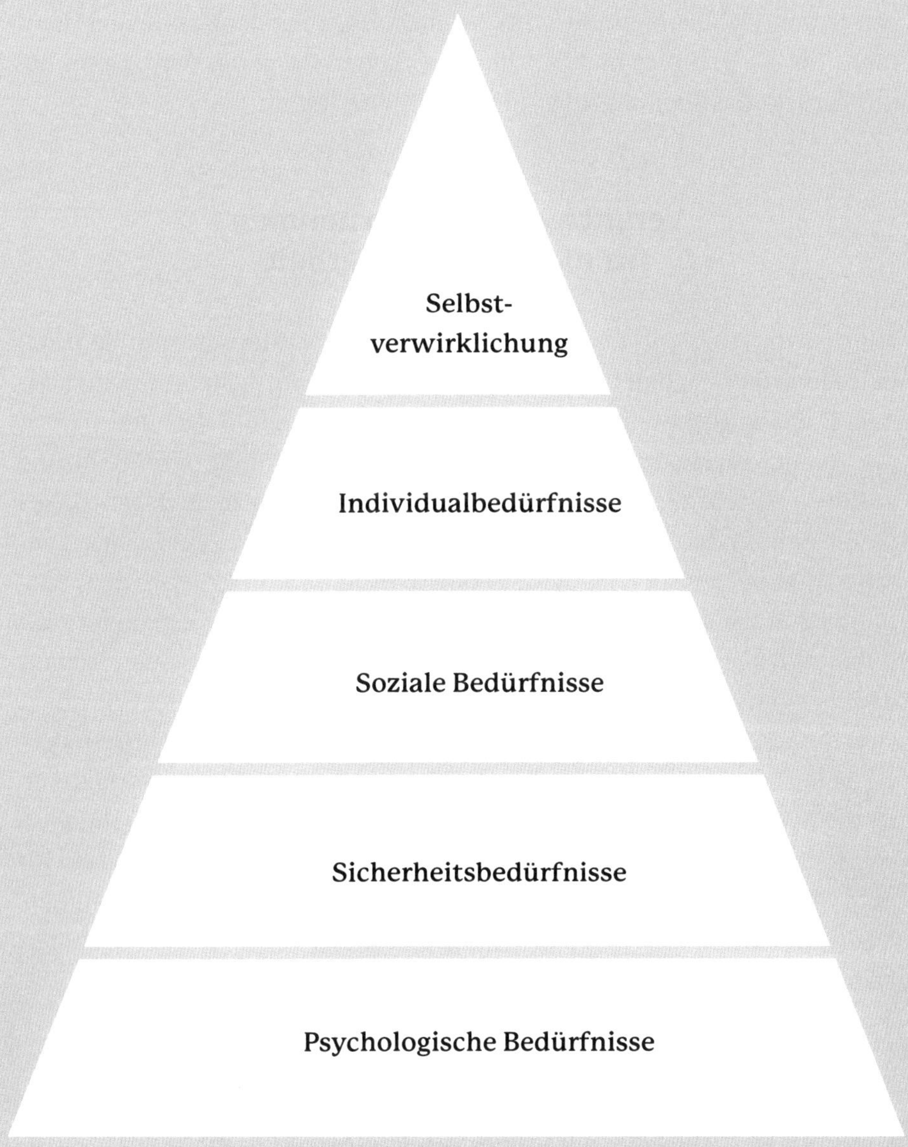

Maslowsche Bedürfnishierarchie

Auf jeden Fall aber begrüße ich es, wenn vonseiten der öffentlichen Hand mehr für die gefühlte und für die reale Sicherheit getan wird. Denn dadurch rückt das Thema stärker in unser Bewusstsein.

Verantwortung übernehmen für die eigene Sicherheit

Mit diesem Buch will ich erreichen, dass sich die Menschen in Südtirol, in Italien, aber auch in Österreich und Deutschland, sicherer fühlen können. Dafür müssen wir aber alle unseren Beitrag leisten. Es nützt nichts, die Verantwortung für unsere Sicherheit abzugeben und unter Berufung auf die gesetzlichen Grundlagen anderen die Schuld zuzuweisen: Ja, es ist die Schuld des Autofahrers, wenn er mich auf dem Zebrastreifen anfährt. Und ja, der Koch ist dafür verantwortlich, wenn ich nach dem Restaurantbesuch eine Lebensmittelvergiftung erleide. Und ja, auch für eine Cyberattacke gibt es ganz klar einen Schuldigen. Aber „bittschian" schaut doch, ob ein Auto kommt, bevor ihr über die Straße geht. Bezieht euren Geschmacks- und Geruchssinn ein, um im Ausland neue Gerichte vorsichtig zu kosten. Und installiert ein Antivirusprogramm am Computer. Denn ist der Schaden einmal passiert, dann wird er davon auch nicht (schneller) wieder heil, wenn wir uns in Schuldzuweisungen verstricken. Ihr seid für eure Sicherheit selbst verantwortlich und müsst euch selbst schützen. Dann braucht ihr in vielen Fällen keine Ordnungskräfte und keine Politik. Handelt so, dass ihr erst gar nicht auf diese angewiesen seid.

Wie ist das aber zu schaffen? Ganz klar: durch vorausschauendes Denken, Planen und Handeln. Vorher, nicht wenn es bereits passiert ist. Denn dann ist es zu spät für Selbstschutz, dann hilft höchstens noch eine gute Selbstverteidigung. Aber auch das geht nicht ohne ein gezieltes, mehrjähriges Training – alles andere ist eine Augenauswischerei, die uns in einer falschen Sicherheit wiegt.

Wie viel Sicherheit brauche ich in meinem Leben?

Es gibt bestimmt einige Menschen, die sich bereits mit dem Thema Sicherheit, Selbstschutz und Selbstverteidigung befasst haben. Die meisten von uns machen sich aber – und das wage ich zu behaupten – nur oberflächliche Gedanken, wenn es um einen sicheren Alltag geht. Wie bei meinen Vorträgen möchte ich deshalb mit diesem Buch die Menschen anstoßen, sich mit ihrer Sicherheit auseinanderzusetzen. Die Tipps sind weder allwissend noch allheilend, sondern sollen zum Nachdenken anregen: Wie viel Sicherheit brauche ich in meinem Leben und wie schaffe ich mehr Sicherheit für mich und meine Lieben? Diese Frage beantworte ich mit einem Beispiel aus dem Kampfsport: Dort leihe ich meinem Trainingspartner meinen Arm, damit er diesen für bestimmte Übungen als Hebel nutzen kann. Fügt er mir dabei Schmerzen zu, dann liegt es an mir, ihn nur so weit gehen zu lassen, wie es für mich in Ordnung ist. Dasselbe gilt für mein Haus: Wenn ich nicht möchte, dass Einbrecher in mein Haus eindringen, muss ich mich schützen. Ich muss vorausdenken und kann meinen Gegner täuschen, um das „Spiel" zu gewinnen. Wie beim Schach. Wie im Kampfsport.

Sicherheit – ein gesellschaftliches Tabu?

Sich um die Sicherheit Gedanken zu machen und sich auf den Ernstfall vorzubereiten – zu Hause, unterwegs, auf Reisen –, ist in Südtirol und auch in anderen Teilen des deutschsprachigen Raums bislang noch ein Tabu. Wer sich aber mit seiner Sicherheit beschäftigt, hat einen Vorteil: Er oder sie wird nicht von der Situation überrascht. Das will ich vermitteln. Ich will mit diesem Buch keine Angst schüren, sondern vielmehr erreichen, dass sich die Menschen um ihre Sicherheit Gedanken machen, aber auch um die Sicherheit ihrer Kinder – und ihrer Nachbarn. Dass sie Zivilcourage zeigen, dass sie auf ihre Dorfgemeinschaften schauen. Waren früher die Haustüren auf unseren Höfen im Grunde Tag und Nacht offen, ist es heute für viele ein Problem, wenn eine finstere Gestalt um das Haus des Nachbarn schleicht. Warum nicht das Fenster öffnen, Licht anmachen, hinunterschauen? Läuft die verdächtige Person weg, hat sie etwas zu verbergen. Ich rufe die Polizei. Vielleicht gelingt es mir, ein Foto zu machen? Vielleicht ist es aber auch ein anderer mutiger Nachbar, der schon nachschauen gegangen ist. Leider ist es so, dass wir heute eher mit Neid zu unseren Nachbarn hinüberschauen, statt mit Wohlwollen und Hilfsbereitschaft. Dabei könnten wir uns alle besser schützen, wenn wir in unseren Gemeinschaften stärker zusammenhalten würden. Und uns selbst mehr wertschätzen: Es geht um meine Sicherheit, wenn der Partner vorschlägt, neue Fenster einbauen zu lassen. Es ist daher legitim zu sagen: „Ja, das machen wir“ statt „Nana, wegen mir brauchen wir das nicht zu tun“. Beim Thema Selbstschutz und Sicherheit ist falsche Bescheidenheit fehl am Platz. Nicht zuletzt lege ich jedem ans Herz, zunächst sich selbst zu schützen, bevor man andere schützt. Das habe ich in der Ersten Hilfe beim Weißen Kreuz gelernt, aber auch als Sozialbetreuer in der Arbeit mit Menschen mit Behinderung: Du kannst nicht helfen, wenn du dich dafür selbst in Gefahr begibst, dich verausgabst oder dich aufopferst. Auch dieser wertschätzende Umgang mit sich selbst und dieses Bewusstsein für seine persönlichen physischen und psychischen Grenzen ist Selbstschutz.

Alle Erkenntnisse und Tipps aus diesem Buch basieren auf meinen persönlichen Erfahrungen und auf dem Wissen, das ich mir im Laufe der Jahre in meinem Beruf aneignen konnte. Schaut bitte selbst, welche Hinweise ihr für euch persönlich in eurem Umfeld und gemäß eurem Sicherheitsbedürfnis anwenden könnt. Für die Definitionen und Erklärungen habe ich eine Sprache gewählt, die für alle Leserinnen und Leser verständlich sein soll. Die Fallbeispiele in diesem Buch sind frei erfunden und dienen ausschließlich der Veranschaulichung. Viele meiner Hinweise beziehen sich zudem in erster Linie auf Südtirol und Italien und können nicht immer eins zu eins auf Österreich, Deutschland oder die Schweiz übertragen werden, wenngleich ich wo möglich auf die dortigen Bestimmungen verweise. Wer ins Detail gehen möchte oder gesicherte rechtliche Auskünfte für sein Heimatland oder sein Reiseziel braucht, möge sich deshalb immer an ausgewiesene Fachleute und kompetente Rechtsanwälte wenden.

03

WAS MUSS ICH VORAB WISSEN?

Sicherheit durch Selbstschutz, das ist für mich Vorausdenken. Die meisten von uns fühlen sich überrascht und überrumpelt, wenn es zu einem Diebstahl, einem Einbruch, einem Überfall oder einem Übergriff kommt. Nur wer sich vorab mit dem Thema beschäftigt und versucht, sich eine solche durchaus unangenehme Situation vorzustellen, kann sich darauf vorbereiten und sich genau überlegen: Was tue ich, was tut mein Mann oder meine Frau, was tun meine Kinder, meine Freunde, meine Nachbarn, wenn ...? Ich behaupte immer, dass unsere Südtiroler Freiwilligen Feuerwehren die besten weit und breit sind. Warum? Weil sie regelmäßig üben und die verschiedenen Einsatz-Szenarien durchspielen. Das gleiche sollen wir auch zu Hause machen, wenn es um unsere Sicherheit geht. Ganz so, wie wir auch andere Dinge ausprobieren: Bevor wir unseren Gästen etwa ein neues Gericht vorsetzen, werden wir dieses zunächst einmal zur Probe kochen. Das ist für mich das A und O in Bezug auf einen überlegten und effizienten Selbstschutz, wie ich im Detail dann für die verschiedenen Bereiche noch beschreiben werde. Wichtig ist aber zunächst, dass wir damit beginnen, zu Hause mit der eigenen Familie über das Thema Sicherheit zu sprechen, wie wir uns schützen können und was jedes Familienmitglied dazu beitragen kann.

Wenn es um die Themen Sicherheit, Selbstschutz und Selbstverteidigung geht, gilt es vorab, einige Themen und Begriffe zu erklären. Eines ist der Selbstschutz, das vorausschauende Denken, das Durchspielen von Szenarien und die Überlegung, wie ich sicher von A nach B komme, das andere ist die Selbstverteidigung, für die es ein gezieltes, langjähriges Training braucht. Allein deshalb ist der Kampfsport für mich die idealste und effektivste Sportart, die ich Eltern für ihre Kinder, aber auch Erwachsenen empfehlen kann.

Selbstschutz vs. Selbstverteidigung

„Wenn ein Dieb in die Wohnung kommt, dann zieh' ich ihm mit dem Nudelholz oder dem Baseballschläger eins über“ oder „Ich habe schon so viele

Actionfilme gesehen, da weiß ich genau, wie ich mit einem Einbrecher fertig werden kann." Das sind Aussagen, die ich sehr oft von Männern höre. Es geht dabei aber weniger um einen vorausschauenden Selbstschutz, sondern um eine Selbstverteidigung.

Doch was genau ist Selbstverteidigung? Selbstverteidigung ist die letzte Möglichkeit, sich selbst zu verteidigen, bietet sich eine Definition an. Ich wage zu sagen: Das stimmt so eigentlich nicht. Denn Selbstverteidigung ist kein Selbstläufer. Selbstverteidigung fängt viel früher an, schließt eine gute Fitness mit ein und braucht konsequentes Training. Das brauche ich zum (Weg-)Laufen, denn solange ich flüchten oder mich anderweitig aus einer Gefahrenquelle entfernen kann, ohne Gewalt anzuwenden, ist dies in jedem Fall die bessere und bevorzugte Option. Geht das nicht (mehr), dann muss ich mich konkret verteidigen. Vorsicht aber: Jegliche Waffen darf ich nur dann zur Selbstverteidigung nutzen, wenn es keine andere Möglichkeit mehr gibt und ich mich verteidigen muss. Niemals aber darf ich zu einer Waffe greifen, um jemanden (präventiv) anzugreifen – im Gegenteil: Ich darf einem Angriff nicht zuvorkommen und muss sozusagen im Rahmen eines gesunden Menschenverstandes ein gewisses Maß an Verhältnismäßigkeit wahren, was heißen soll: Ich darf – überspitzt gesagt – keine Nachbarskinder erschießen, weil sie meine Kirschen klauen. Werde ich bedroht, kann ich in jedem Fall versuchen zu flüchten, was ich als erste Option wählen würde. Schlägt mich jemand und läuft dann weg, so darf ich demjenigen aber nicht nachlaufen und dann das Pfefferspray in die Augen spritzen – das zählt als Angriff, als eine Aggression. In dem Moment, wo ein Täter oder eine Täterin weggeht, ist – so hart es klingen mag – der Gewaltakt vorbei. Und damit auch der Moment, in dem ich mich wehren kann und darf. Allein schon deshalb ist es in meinen Augen besser, vorausschauend zu handeln, damit es erst gar nicht zu einer zweifelhaften Situation kommt, in der ich eine Anzeige wegen Körperverletzung oder ähnliches riskiere, weil ich nicht nachweisen kann, dass es Notwehr war. Gefährliche Körperverletzungen werden in Italien mit einer dreimonatigen, in schweren Fällen sogar mit einer mehrjährigen Freiheitsstrafe geahndet, zudem sind Schadensersatzansprüche vonseiten der Geschädigten nicht auszuschließen.

Waffen vs. waffenähnliche Gegenstände

Im besten Fall erst gar nicht benutzen müssen, das gilt auch in Bezug auf alle Gegenstände, die ich zur Selbstverteidigung verwenden kann: die Waffen. Der italienische Gesetzgeber unterscheidet zwischen Waffen, die von vorneherein für einen Angriff auf eine Person bestimmt sind („armi proprie“) und waffenähnliche Gegenstände („armi improprie“), die wegen ihrer Beschaffenheit, Handhabung oder Wirkungsweise als Waffen benutzt werden können. Ähnlich ist es auch in Deutschland, wo traditionell ein relativ restriktives Waffengesetz gilt, das in den vergangenen Jahren immer wieder abgeändert worden ist. In Österreich gelten hingegen nur „armi proprie“ als Waffen im Sinne des Waffengesetzes, dennoch: Vor Gericht kann auch ein Gegenstand des täglichen Gebrauchs als Tatwaffe eingestuft werden. Einfach formuliert lässt sich daher sagen: Alles, was dazu gedacht und gemacht ist oder dafür verwendet werden kann, einen Menschen zu verletzten oder umzubringen, ist eine Waffe. Bei einem ausziehbaren Schlagstock, einem Dolch oder einer Pistole ist die Sachlage klar, aber auch ein kleines Taschenmesser ist eine Waffe. Gehe ich damit in den Wald, um ein Maipfeiferl für die Kinder zu schnitzen oder um Pilze zu sammeln, werde ich keine Anzeige wegen des Tragens von Waffen erhalten. Führe ich ein Taschenmesser aber in einem „fremden“ Zusammenhang mit mir, werde ich damit auf einem Flug- oder Gerichtsplatz oder in einer Verbotszone erwischt, dann kann das kleine Messerchen in meiner Hosentasche sehr schnell zu einem großen Problem werden. „Und wenn es nur ein kleines Messer ist, die Klinge so lang wie meine Handfläche?“ Die Annahme, dass Messer legal wären, deren Klingen kürzer als eine Handfläche sind, entbehrt jeder rechtlichen Grundlage. Dieser weit verbreitete Grundsatz ist – zumindest was Italien angeht – keine offizielle Definition, sondern eine gängige Meinung – und entspricht einem Mythos. Es gibt dazu aber kein Gesetz, deshalb Vorsicht!

Alltagsgegenstände wie eine Schere, ein Kugelschreiber, ein Schraubenzieher, ein Stuhl oder ein Stein werden nicht di per se als Waffen definiert, weil sie nicht dazu gedacht sind, andere zu verletzen. Wenn ich einen Stein nehme und damit jemandem auf den Kopf schlage, dann wird er aber zur

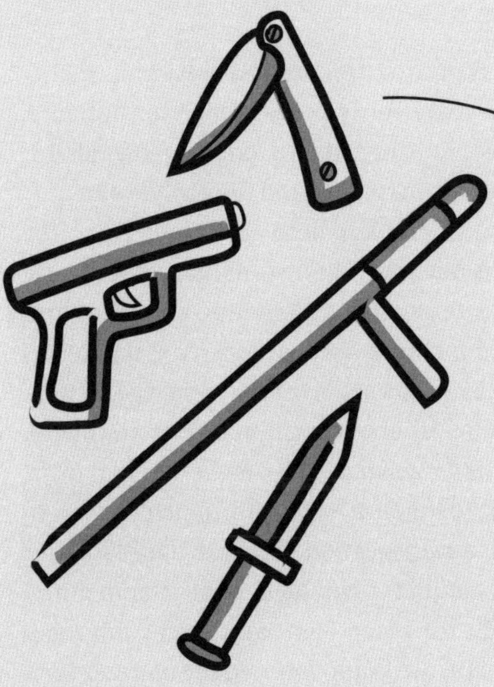

Waffen

Alles, was dazu gedacht ist oder dazu verwendet werden kann, einen Menschen zu verletzten oder umzubringen.

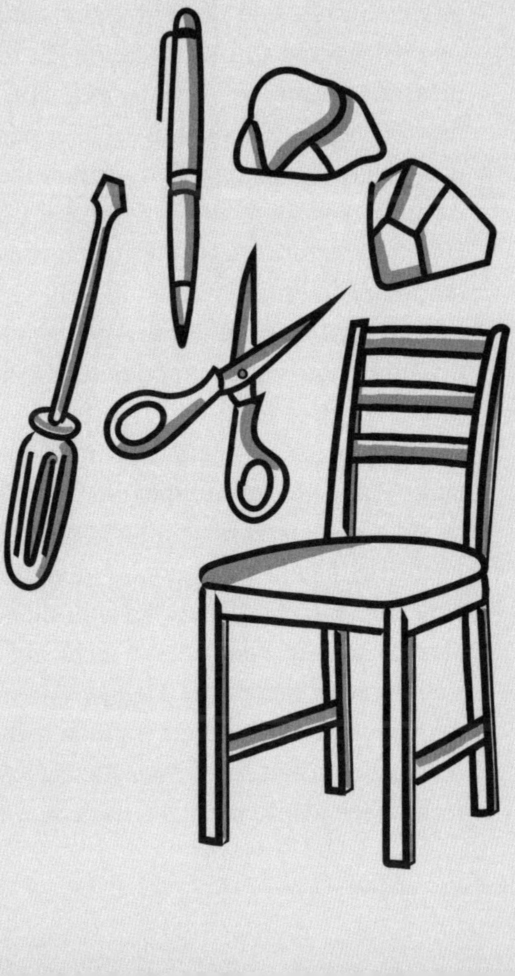

Waffenähnliche Gegenstände

Alltagsgegenstände, die nicht von vorneherein dazu gedacht sind, andere zu verletzen.

(Tat-)Waffe. Bis dahin kann ich den Stein straffrei im Hosensack mit mir herumführen, sofern ich mich nicht an sogenannten sensiblen Orten aufhalte, wie Flughäfen, Botschaften, Stadien, Konzerthallen, Gerichtsgebäude etc., sprich Orte, an denen es Zugangsbeschränkungen und Kontrollen gibt.
Was das Tragen von Waffen angeht, so darf ich diese auf keinen Fall offen herumzeigen. Wenn ich eine Waffe mit mir führe, so muss ich eine gute Begründung dafür haben, wie etwa der Koch auf dem Weg zur Arbeit mit seinem Messerkoffer auf dem Beifahrersitz. Dabei hat jeder von uns schon einmal eine Waffe in der Öffentlichkeit getragen, ohne vorherige Genehmigung oder Lizenz. Wie, was, wann? Überlegt doch mal: Wie sind denn eure Küchenmesser in ihre Schublade gelangt? Wer seine Messer nicht von der Oma im Erdgeschoss geerbt, sondern selbst im Haushaltswarengeschäft erworben und nach Hause transportiert hat, hat eindeutig auf offener Straße eine Waffe mit sich geführt – wenn auch mit einem guten und belegbaren Grund. Dasselbe gilt für einen Baseballschläger, ein Jagdmesser oder andere Gegenstände, die als Waffe verwendet werden können. Schlagstock, Schlagring, Taser oder auch Faustmesser sind in Italien und Deutschland dezidiert verboten. Das österreichische Waffengesetz ist zwar etwas liberaler, was Messer und Schlagstöcke angeht, hierbei gilt aber wie immer, sich grundsätzlich vorab zu informieren, zumal sich die Bestimmungen immer wieder ändern, auch in Deutschland, der Schweiz und Italien. Legitim kann es hingegen sein, eine große schwere Taschenlampe im Auto dabei zu haben oder auch einen unzerbrechlichen Regenschirm. In Italien, Österreich und Deutschland sind auch Schreckschusspistolen, sogenannte „scacciacani“ (mitunter mit Auflagen, siehe Deutschland), erlaubt. Für Schreckschusspistolen braucht es sowohl für die Aufbewahrung zu Hause als auch für ein Mitführen im Auto weder einen Waffenschein noch eine eigene Meldung bei den Ordnungskräften – zumindest in Italien. Man darf diese Pistolen aber nicht offen herzeigen und es ist grundsätzlich besser, wenn diese nicht auf einem öffentlichen Platz unbeabsichtigt zu Boden fallen. Denn werden diese trotz des roten Stöpsels auf dem Lauf für eine Schusswaffe gehalten und ruft jemand in einer Panik die Polizei, könnte dies eine Anzeige wegen eines vorgetäuschten widerrechtlichen Waffenbesitzes nach sich ziehen („falso procurato allarme“).

Ich möchte darauf hinweisen, dass vor allem Deutschland den Kauf und das Führen von Schreckschusspistolen strenger handhabt und in diesem Zusammenhang zwischen einem „großen“ und einem „kleinen“ Waffenschein unterscheidet. Deshalb gilt einmal mehr: Informiert euch immer in eurem Land über die aktuellen Bestimmungen, bevor ihr euch eine Waffe anschafft. Wer sich also vorab einige Gedanken um seine Sicherheit macht und das Bedürfnis hat, einen Gegenstand für eine eventuelle Selbstverteidigung mit sich zu führen, wird zweifelsohne eine legale Möglichkeit und ein legitimes Instrument finden. Grundsätzlich gilt aber zu beachten, dass gerade in Europa derzeit in mehreren Ländern über eine Verschärfung der jeweiligen Waffengesetze diskutiert wird.

Meine Empfehlung: das Pfefferspray

Wenn es um Selbstschutz und Selbstverteidigung geht, kommen wir um das Pfefferspray nicht herum. Pfefferspray wird handelsüblich in kleinen Sprühdosen verkauft und enthält vor allem den Reizstoff Capsaicin, der aus Chilischoten gewonnen wird. Wird Pfefferspray gesprüht, so werden die Schleimhäute der Atmungsorgane und der Augen so sehr gereizt, dass ein Angreifer wegen brennender Augen, Husten und Juckreiz ausgeschaltet werden kann. In der Regel ist Pfefferspray zwar unangenehm, aber völlig ungefährlich. Achtung: Wenn jemand unter Drogeneinfluss steht, ist sein Schmerzempfinden reduziert, weshalb ein Angreifer unter Umständen nicht auf Pfefferspray reagiert.

Gesetzliche Bestimmungen

Wer sich ein Pfefferspray zulegt, muss sich vorab gut über einige Dinge informieren. Die Verwendung von Sprays ist in Italien mit dem Dekret des Innenministeriums Nr. 103/2011 geregelt und ab 16 Jahren erlaubt. Diese Bestimmung muss auf der Spraydose angeführt sein. Das ist sozusagen eine Garantie dafür, dass das Pfefferspray den gesetzlichen Vorgaben entspricht. So darf eine Dose etwa nicht mehr als 20 ml Flüssigkeit beinhalten (was nicht bedeutet, dass ich nicht mehrere Dosen mit mir herumtragen kann) und der Inhalt darf nur aus maximal zehn Prozent Oleoresin Capsicum (OC) bestehen. Es dürfen keine entzündbaren, korrosiven, toxischen, krebserregenden oder aggressiven Substanzen enthalten sein, das Spray darf nicht mehr als drei Meter reichen und muss einen Sprühnebel („nebulizzante") abgeben, keinen Strahl („a getto"). Im Handel gibt es auch eine Spraypistole, die eine Paste bzw. ein Gel abgibt. Grundsätzlich ist diese in Italien erlaubt, sie darf aber nur eine bestimmte Mündungsenergie (Druck, in Joule) aufweisen. Deshalb gilt auch hier, sich vorab gut über die aktuellen gesetzlichen Bestimmungen zu informieren. Denn alles, was diesen Vorgaben nicht entspricht, zählt als Waffe, die nur mit einer entsprechenden Lizenz straffrei getragen werden darf. Pfeffersprays für den Hausgebrauch sind in Italien in Drogerien und Tabaktrafiken erhältlich. In Österreich ist das Tragen von Pfefferspray hingegen ab 18 Jahren erlaubt, im Gegensatz zu Italien zählt das Spray dort aber als Waffe. In Deutschland zählen echte Pfeffersprays ebenfalls als Waffe und dürfen erst ab einem Alter von 14 Jahren gekauft und mitgeführt werden. Pfefferspray ist eigentlich zur Tierabwehr gedacht und darf nur in Notwehrlagen gegen Menschen eingesetzt werden. Wer unberechtigt Pfefferspray benutzt und andere verletzt, macht sich wegen gefährlicher Körperverletzung strafbar.

Ausschließlich zur Selbstverteidigung

Pfefferspray darf nur zur Selbstverteidigung bei Bedrohung, Gewalt und Raubüberfällen verwendet werden. In allen anderen Fällen ist der Einsatz von Pfefferspray verboten. An den bereits genannten sensiblen Orten darf man kein Pfefferspray mitführen. Auch am Eingang zu den Diskotheken nehmen wir als Security den Jugendlichen gegebenenfalls das Pfefferspray ab, weil in engen Räumen – auch nur durch ein fälschliches Drücken auf die Spraydose – Panik erzeugt werden kann. Vielleicht kann sich der eine oder die andere an die Massenpanik bei einer Party in einem Industriegebäude in Ancona im Dezember 2018 erinnern, die vermutlich durch ein Reizgas ausgelöst wurde. Dieses war zum Einsatz gekommen, weil Taschendiebe die Gäste bestehlen wollten. Sechs junge Menschen – darunter eine Mutter – sind dabei ums Leben gekommen, da ein Geländer nachgegeben hatte und die Menschen in die Tiefe gestürzt sind. Andere sind auf die Menschen am Boden draufgefallen und haben sie dadurch erdrückt.

Fünf Pfeffersprays für den Notfall

Dennoch bin ich grundsätzlich ein großer Befürworter von Pfefferspray und halte es für eines der wirksamsten Instrumente in gefährlichen Situationen. Jede und jeder sollte in meinen Augen fünf Pfeffersprays besitzen bzw. hinterlegen: in der Handtasche und im Auto für unterwegs, an der Haustür und im Schlafzimmer für zu Hause. Das fünfte und letzte Spray braucht es zum Üben – die Frau sprüht auf ihren Mann und der Mann auf seine Frau. Genau, auch der Einsatz von Pfefferspray sollte trainiert werden, um im Notfall nicht mit nervösem Herumprobieren wertvolle Zeit zu verlieren oder zu riskieren, dass sich ein Angreifer meiner Waffe bemächtigt und diese dann gegen mich richten kann. Ich muss wissen, wie ich reagieren soll, wenn ich das Spray in die Augen bekomme – vielleicht weil ein Gegenwind weht oder das Pfefferspray in der Handtasche ausgelaufen ist und ich mir unbeabsichtigt die Augen reibe. Wenn ich den Geruch von Pfefferspray kenne und sofort verstehe, worum es sich handelt, dann weiß ich auch in solchen Fällen, was zu tun ist: Oberflächlich atmen und/oder ein (nasses) Tuch vor Mund und Nase zu halten, kann helfen, die Auswirkungen zu lindern. Ich spüre dann zwar, dass es unangenehm brennt, aber ich weiß, dass dies nur ein kurzzeitiger Effekt ist und kann daher ruhig bleiben, statt in Panik zu verfallen. Es gibt mehrere unterschiedliche Methoden für eine zweckmäßige Verwendung eines Pfeffersprays. Oberstes Gebot ist dabei aber immer, dafür zu sorgen, dass mir ein Angreifer das Spray nicht wegnehmen kann: Es macht deshalb Sinn, sich ein unauffälliges (schwarzes, nicht pinkes oder gelbes) Spray zu besorgen, das ich im Notfall nahe an meinen Körper halte (Achtung bei Gegenwind) oder so verwende, dass ich unbemerkt von

Pfefferspray richtig halten

1. unauffälliges (schwarzes, nicht pinkes oder gelbes) Pfefferspray besorgen

2. Spray nahe am Körper halten

3. für den Fall der Fälle griffbereit in der Hand oder in der Hosentasche haben

Pfefferspray nahe am Körper, senkrecht und gerade halten oder...

...Spray (unbemerkt) von unten nach oben versprühen

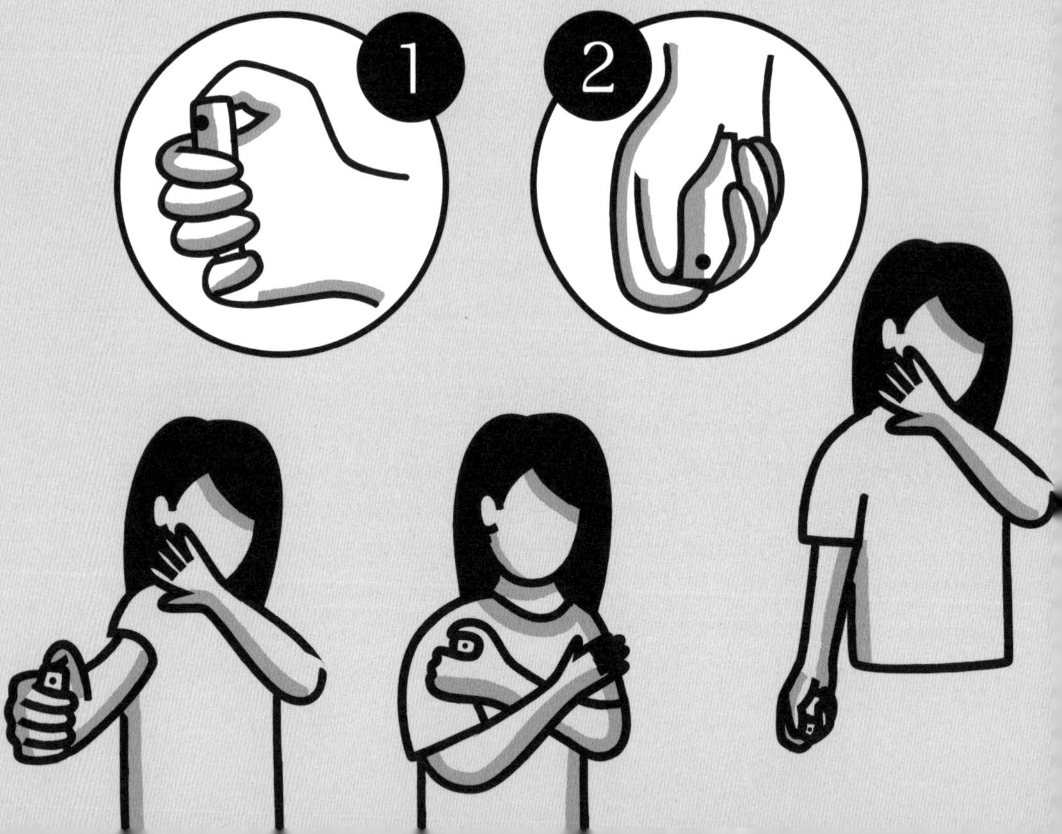

unten nach oben spritzen kann. Damit das Spray schnell griffbereit ist, darf ich es aber nicht erst in der Tasche suchen müssen, wenn es zu einem Angriff oder Überfall kommt, sondern muss es bereits vorab in meiner Hand oder in meiner Hosentasche für den Fall der Fälle vorbereitet haben. Deshalb macht eine auffällige gefärbte (neonpinke oder neongelbe) Spraydose wenig Sinn, wenngleich ein guter Verkäufer damit argumentieren wird, dass dieses in der Handtasche schnell gefunden werden kann. Wenn ich die Spraydose aber im Notfall erst suchen muss, dann ist die Sache im Grunde schon gelaufen und der Überraschungseffekt dahin.

Einbrecher festhalten und verhaften

Eine weitere Frage, die ich vorab klären möchte, ist: Darf ich Handschellen besitzen, um jemanden festzunehmen? Die Antwort fällt in diesem Fall sehr eindeutig aus, denn auch als „normaler" Bürger oder „normale" Bürgerin darf ich Handschellen besitzen und mit mir führen. Ich darf sie aber nicht dazu verwenden, um jemanden unfreiwillig festzuhalten. Ausnahme ist eine zivile Verhaftung („arresto cittadino"), wie sie der Art. 383 des italienischen Strafgesetzbuches vorsieht. Dafür müssen einmal mehr bestimmte Voraussetzungen gegeben und bestimmte Bedingungen erfüllt sein: Ich muss den Täter oder die Täterin auf frischer Tat in flagranti ertappen und bei dem Vergehen muss es sich um eine von Amts wegen strafbare Tat handeln („perseguibile d'ufficio"). Dann gilt es, ohne weitere zeitliche Verzögerung die Polizei zu rufen. Neben den Handschellen kann ich auch andere Geräte für die Festnahme bzw. das Anhalten einer Person verwenden, die jedoch nicht verletzend wirken dürfen: In diesem Moment ist die festgenommene Person nämlich in meiner Obhut und ich bin für ihre Unversehrtheit verantwortlich, d. h. ich muss sie vor weiteren möglichen Gefahren schützen. Stellt sich eine Festnahme rückwirkend als nicht gerechtfertigt heraus, so riskiere ich eine Anzeige wegen Freiheitsberaubung oder -entziehung, deshalb Vorsicht! Stiehlt jemand ein Joghurt oder fährt jemand schwarz mit der Bahn, so ist eine zivile Verhaftung nicht angebracht. Anders verhält es sich aber bei einem Mord, bei Stalking und bei sexueller Gewalt. Wie gesagt, Diebstahl rechtfertigt keine Verhaftung. Bei einem Wohnungseinbruch ist es deshalb wichtig zu überlegen: Wenn der Einbrecher „nur“ etwas stiehlt und ich ihn aufhalte, um diesen privaten Gegenstand zu verteidigen, so darf ich ihn allein wegen des Diebstahls nicht festnehmen. Stelle ich mich aber in die Tür und fordere ihn auf, das Diebesgut zurückzulassen, woraufhin er mich wegschubst und ich mich verletze, dann hat er mir Gewalt angetan und es handelt sich nicht mehr um einen einfachen Diebstahl, sondern um einen Raubüberfall. Und dieser zählt zu den Straftaten, die in Italien von Amts wegen verfolgt werden. Daher kann ich dem Einbrecher nachlaufen, um ihn zu verhaften. Wichtig ist: Ich muss ihn in flagranti erwischen und ich darf ihn während der Verfolgungsjagd nicht aus den Augen verlieren. Entkommt mir der Einbrecher und treffe ich ihn am Abend an der Bar wieder, so darf ich ihn nicht mehr verhaften, denn ich habe ihn nicht mehr auf frischer Tat erwischt. Ich kann in dem Falle aber die Polizei rufen. In Österreich ist es ähnlich, wobei ich dort das private Anhalterecht nur dann ausüben darf, wenn es sich um eine gerichtlich strafbare Handlung handelt – dazu zählt auch ein Diebstahl oder eine Sachbeschädigung. Sofern der Freiheitsentzug „verhältnismäßig“ ist, darf ich die betreffende Person bis zum Eintreffen der Polizei festhalten. Was die Notwehr angeht, so gilt diese nur zur Abwehr eines rechtswidrigen Angriffes, d. h. ist zum Beispiel eine Sachbeschädigung bereits passiert, rechtfertigt dies keine Notwehr mehr. Der Angriff ist bereits abgeschlossen. In Deutschland kann hingegen jede und jeder eine andere Person vorläufig „festnehmen“, sofern dieser bei einer Straftat ertappt wird (Jedermannsrecht). Ich kann also einen mutmaßlichen Täter auch ohne richterliche Anordnung vorläufig festnehmen. Allerdings müssen dafür bestimmte Bedingungen erfüllt sein: Der Verdächtige wurde auf frischer Tat ertappt – ein dringender Tatverdacht reicht nicht aus, um eine Person festhalten zu dürfen –, der Verdächtige droht, zu flüchten, und die Identität des Verdächtigen kann nicht sofort festgestellt werden.

Aufgrund dieser rechtlichen Unterschiede und Spitzfindigkeiten in den verschiedenen Ländern lohnt es sich erneut, sich bereits vorab Gedanken um einen besseren Selbstschutz zu machen, um Diebstähle, Einbrüche und Raubüberfälle zu vermeiden und somit erst gar nicht in eine Situation zu kommen, die noch ein Nachspiel haben könnte.

DAS WICHTIGSTE AUF EINEN BLICK

1 Selbstschutz und Selbstverteidigung

- Selbstschutz heißt vorausdenken und ist somit die beste Verteidigung
- Selbstverteidigung braucht Training
- Weglaufen ist besser als wehren
- Notwehr muss gerechtfertigt sein

2 Waffen und waffenähnliche Gegenstände

- Alltagsgegenstände können als Waffe dienen
- Waffen und waffenähnliche Gegenstände nicht offen zeigen
- keine Waffen und waffenähnliche Gegenstände an sensiblen Orten

3 Pfefferspray

- Empfehlung: fünf Pfeffersprays
- gesetzliche Bestimmungen berücksichtigen
- ausschließlich zur Selbstverteidigung

4 Einbrecher festhalten und verhaften

- nur bei von Amts wegen verfolgbaren Straftaten
- Täter muss in flagranti ertappt werden
- in Österreich gilt das private Anhalterecht
- in Deutschland gilt das Jedermannsrecht

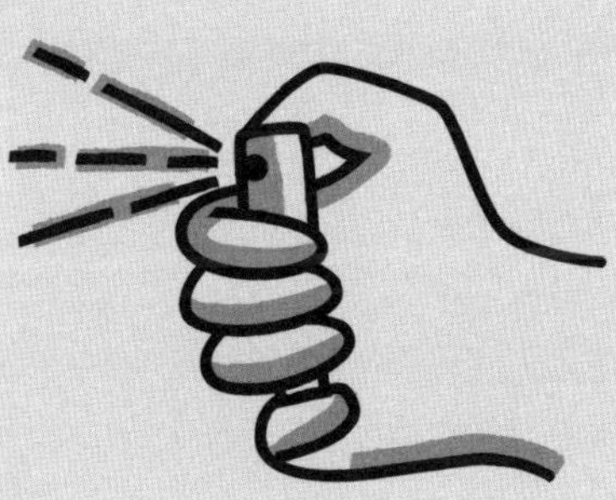

04

WIE KANN ICH MICH VORAUSSCHAUEND SELBST SCHÜTZEN?

Es ist zwar sinnvoll, sich Gedanken über eine mögliche Selbstverteidigung im Falle eines Einbruchs oder Überfalls zu machen. Sicherheit fängt aber viel früher an, und zwar mit der Überlegung, wie ich eine gefährliche Situation von vorneherein vermeiden kann: zu Hause, unterwegs, auf Reisen in anderen Ländern. Was kann ich tun, um mich und meine Familie zu schützen? Vor allem Eltern sollten sich mit dieser Frage befassen, denn sie sind im Grunde die Personenschützer ihrer Kinder. Und wer setzt seine Familie schon freiwillig einer Gefahr aus ...

Ein sicheres Zuhause

Vorab ist es wichtig zu wissen: Einbrecher kommen nicht nur in der Nacht, sondern meistens am Nachmittag oder gegen Abend – und zwar unabhängig davon, ob die Familie gerade zu Hause ist oder nicht. Dabei ist es gar nicht so aufwendig, eine Wohnung oder ein Haus einbruchsicherer zu gestalten. Betrachtet doch mal euer eigenes Heim mit den Augen eines Einbrechers. Versetzt euch in die Rolle eines Diebes und schaut euer Haus von außen und von innen genau an. Berücksichtigt dabei die naheliegenden Dinge, aber auch vermeintlich kompliziertere Sachen. Im Internet gibt es zuhauf Filmbeiträge und Artikel darüber, wie Wohnungseinbrüche ablaufen können. Beschäftigt euch damit, wie ein Dieb überhaupt in eine Wohnung hineinkommt und wie ihr das mit einfachen Mitteln verhindern könnt.

Was können wir an unserem Heim verbessern?

Wer sich vorbereitet und vorausdenkt, kann bereits einiges dafür tun, damit Einbrecher erst gar nicht in das Haus oder die Wohnung kommen. Das schaffe ich, indem ich konkret überlege, wie ich selbst als athletischer Dieb in mein eigenes Haus einbrechen würde. Denkt dabei an einen trainierten, skrupellosen Einbrecher, dem es völlig egal ist, wenn dabei etwas kaputt geht. So könnt ihr ziemlich schnell Schwachstellen, Steighilfen und Möglichkeiten finden, wie Diebe in eure Wohnung gelangen. Grundsätzlich gilt, dass jede Tür und jedes Fenster früher oder später geöffnet werden kann, es hängt nur von der investierten Zeit und Kraft der Einbrecher ab. Ziel ist es daher – mit einem Augenzwinkern gesagt – meine Wohnung sicherer zu machen als die meines Nachbarn, damit es bei ihm leichter einzubrechen ist als bei mir.

Balkone und Steighilfen

Gibt es eine Gasleitung oder eine Regenrinne, die bei einem Fenster oder Balkon vorbeiführt und von einem Einbrecher als Steighilfe benutzt werden kann? Dann kann ich versuchen, diese zu verlegen. Balkone mit einem Lattenzaun sind perfekte Stufen, an denen sich ein athletischer Einbrecher hochhangeln kann. Wenn ein Balkon hingegen gemauert ist, aus Glas besteht oder die Holzlatten enger gesteckt werden und vielleicht sogar über die Bodenkante ragen, wird dies schon viel schwieriger.

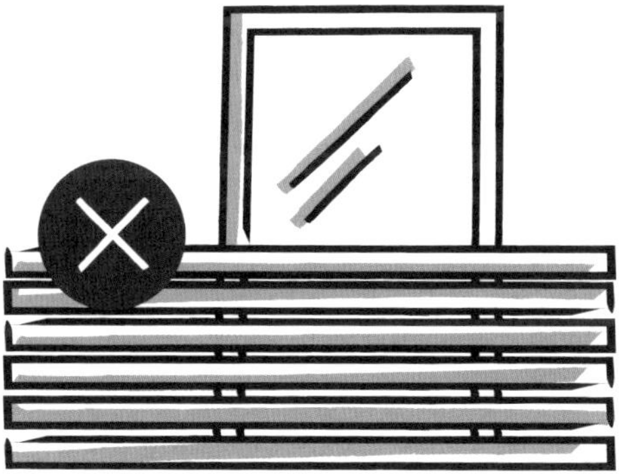

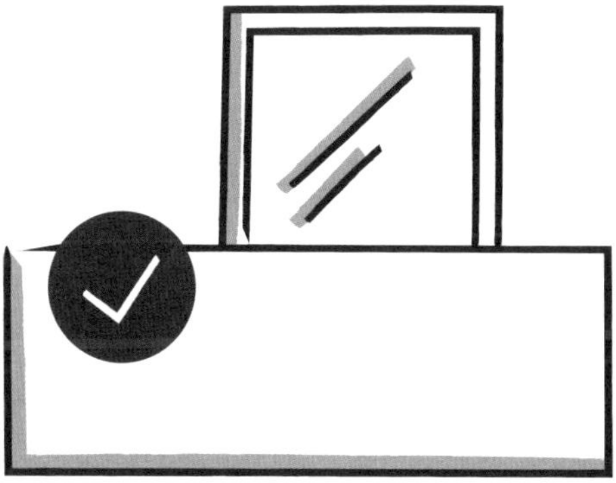

„Ja, aber ich kann deswegen ja nicht jetzt den ganzen Balkon austauschen und umbauen“, mag der eine oder die andere einwenden. Das kann ich natürlich verstehen, ihr müsst aber dann damit rechnen, dass ein Einbrecher an dieser Stelle auch höhergelegene Stockwerke erreichen kann. Vielleicht gibt es andere kreative Lösungen. Ein Unternehmer hat mir einmal erzählt, dass er rund um seinen Balkon ein Drahtseil gespannt und ein „Hiatermandl“ eingespeist hat, wie bei einem Weidezaun. Kurz darauf war endlich Ruhe mit dem „nächtlichen Kraxlen“. Ich selbst habe an meiner Dachrinne, die an einem Balkon im zweiten Stock vorbeiführt, die Befestigungsschrauben entfernt, so kann sie dem Gewicht eines Einbrechers nicht mehr standhalten. Ich bin mir aber durchaus bewusst, dass ich damit auf der anderen Seite riskiere, dass bei starkem Wind die Rinne abbricht. Eine lange Schaukel, ein Trampolin, ein Vertikaltuch oder andere Hilfsmittel für akrobatikbegeisterte Kinder würde ich keinesfalls am Dachbalken oder unter einem Balkon anbringen. Dasselbe gilt für gestapeltes Holz, Leitern, Verandas, Wintergärten, Vorbauten, Autos und alle anderen Gegenstände, an denen sich Einbrecher in den ersten Stock oder noch höher hochhangeln könnten. Das ist ja fast schon eine Einladung!

Schwachstelle Türen

Eine weitere Schwachstelle an einem Haus und an einer Wohnung ist zweifelsohne die Haustür. Denn auch die stärkste und stabilste Tür nützt mir nichts, wenn sie kein gutes Schloss hat. Meist ist es so, dass Türen einen Knauf haben und man sie einfach nur zuziehen kann. Einbrechern reicht aber eine einfache Kreditkarte, um eine nicht verriegelte und nur schnell zugezogene Tür in kurzer Zeit und lautlos zu öffnen. Deshalb empfehle ich auf jeden Fall, eine solche Haustür zusätzlich immer mit dem Schlüssel abzuschließen, auch wenn die Familie zu Hause ist. Je nach Modell gibt es dafür Türen mit Einfach- oder Mehrfachverriegelung.

Schnappt die Falle eurer Tür in ein Holz- oder ein Metallteil ein? Ist das Metall vielleicht nur mit zwei kleinen Schrauben auf eine Pressplatte geschraubt? Ein solches Schloss ist ebenfalls relativ leicht zu knacken. Wenn ich jedoch statt einer einfachen Falle in „Knopfform“ die Tür mithilfe

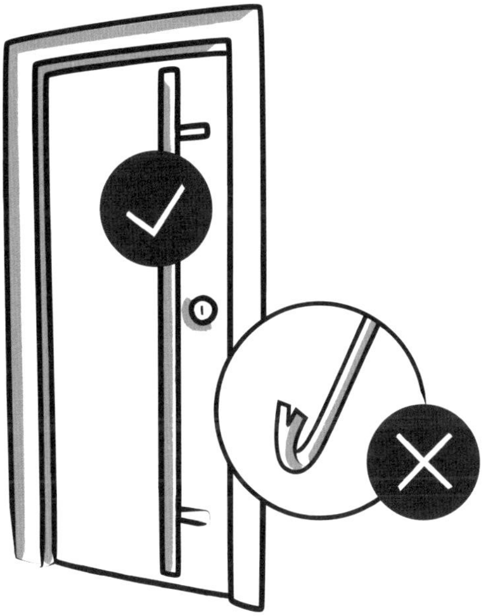

Eine vertikale Drückerstange an der Haustür erschwert den Einsatz einer Brechstange

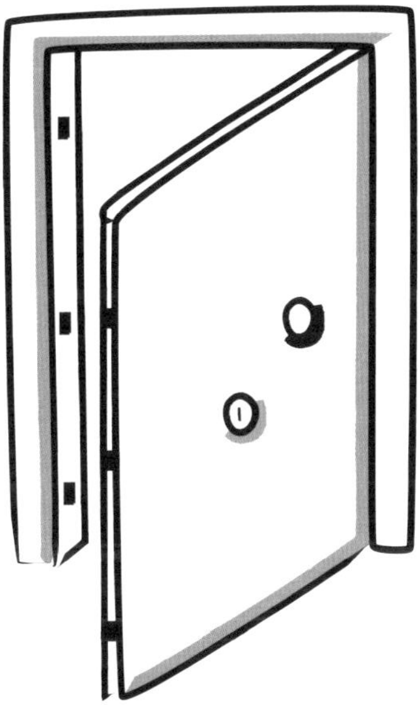

Um Einbrecher zu täuschen, kann ich mit wenigen Tricks dafür sorgen, dass sich eine Tür vermeintlich nach rechts öffnen lässt, es sich in Wirklichkeit aber genau umgekehrt verhält. Eine Dreifachverriegelung bietet einen zusätzlichen Schutz.

eines Schubstangenschlosses verriegele, das von ganz oben bis unten reicht, dann tut sich ein Einbrecher definitiv schwerer: Es wird ihm nicht gelingen, die Tür mit der Hebelwirkung einer einfachen Kreditkarte zu öffnen.
Ich kann zudem anstelle eines Türknaufes eine vertikale Drückerstange an meiner Haustür anbringen. Dies erschwert den Einsatz einer Brechstange. Eine weitere – wenn auch mitunter ungewöhnliche – Überlegung ist es, nachzusehen, ob die Tür nach innen oder nach außen öffnet. Es mag für uns ungewohnt sein, eine Haustür nach außen zu öffnen, das gilt aber auch für einen Einbrecher. Wer seine Tür mittig im Türrahmen anschlagen kann statt auf dem Rahmen, bewirkt zusätzlich, dass niemand Außenstehendes erkennt, ob die Tür nach außen oder nach innen öffnet. Einbrecher können zudem nicht mit einer Brechstange ansetzen und ich mache ih-

nen somit das Leben abermals etwas schwerer. Auch wenn der Türbauer von dieser Idee wahrscheinlich nicht sehr begeistert sein wird, ist diese Möglichkeit eine Überlegung wert. Um Einbrecher zu täuschen, kann ich den Türknauf auch mittig anbringen lassen, dann wissen die Diebe nicht, ob die Tür links oder rechts angeschlagen worden ist. Damit kann ich die Einbrecher täuschen – wie beim Kampfsport.

Ein weiteres Thema ist der Bohrschutz von Zylinderschlössern. Es handelt sich dabei um eine Rosette, die beim Anbohren des Zylinders mitdreht. Ein Einbrecher schafft es dadurch nicht, seinen Bohrer anzusetzen und den Zylinder zu knacken. Der Zylinder sollte zudem nie überstehen, sondern möglichst bündig mit der Tür oder bestenfalls sogar kürzer sein. So kann er nicht mithilfe einer Zange abgebrochen werden. Ein stabiles Metall, ein starkes Schloss und ein gutes Eisen sind wichtig, damit Einbrecher keine Schraube reindrehen und mit einer Ziehglocke den Zylinder rausbrechen können. Denn besteht mein Zylinderschloss aus einem guten und stabilen Material, wird das nicht gelingen, sondern vielmehr vorher die Schraube abbrechen.

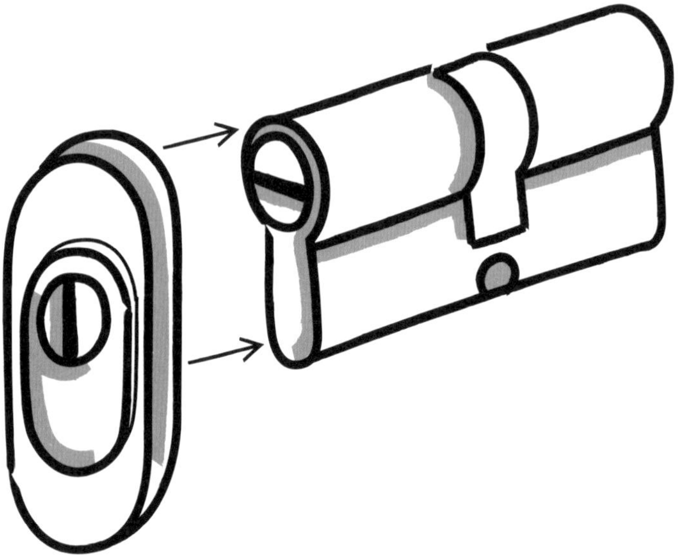

Was die Schlüssel betrifft, so finde ich die heute gängigen Modelle für Haustüren bereits viel besser als frühere. Zylinder, die mit einem einfachen Schlüssel zu öffnen sind – der sogenannte Bart hat nur Zacken nach unten – sind sehr leicht mit gängigem Einbruchswerkzeug zu knacken. Die Zacken des Bartes bewegen die Stifte im Schloss so hin und her, dass sie einrasten und sich das Schloss öffnet. Hat der Schlüsselbart mehrere Zacken – nach oben und nach unten, oder sogar Streifen und kleine Löcher oder Punkte an den Seiten – wird es für einen Einbrecher deutlich schwieriger, das Schloss mit einem Dietrich zu öffnen. Das bedeutet nicht, dass es unmöglich ist, sondern nur, dass es auf jeden Fall länger dauert.

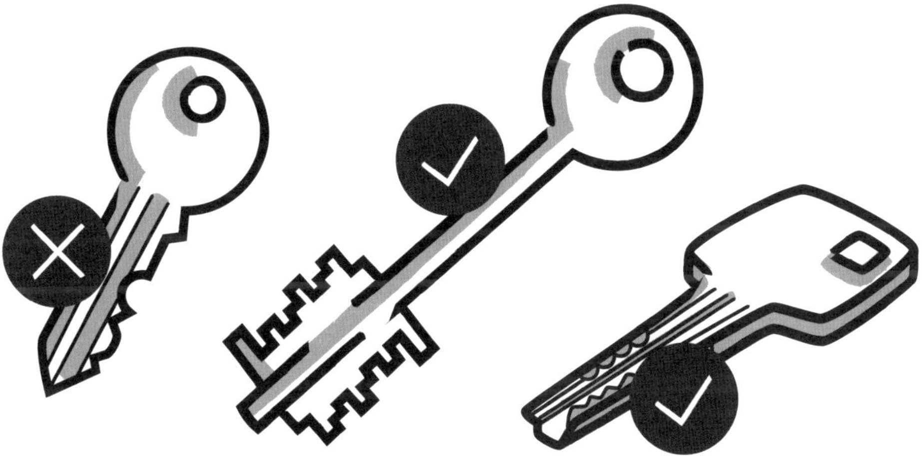

Ein Nachrüsten der Haustür ist mit relativ simplen Gegenständen möglich. So wie es heute noch auf alten Schlössern und Burgen zu sehen ist, kann ich in der Mitte der Tür einen Querbalken anbringen. Solche Panzerriegel gibt es in vielen verschiedenen Varianten und sie sind in jedem Fall ein Signal an die Einbrecher, dass diese Tür nicht so einfach zu knacken sein wird. Wer kein großes Budget zur Verfügung hat, kann einen solchen Balken im Grunde mit relativ wenig Aufwand selbst an seiner Haustür anbringen. Denn ein Einbrecher, der zwei Schließsysteme überwinden muss, um auf umständlichem Weg in eine Wohnung zu gelangen, wird im besten Fall davon absehen.

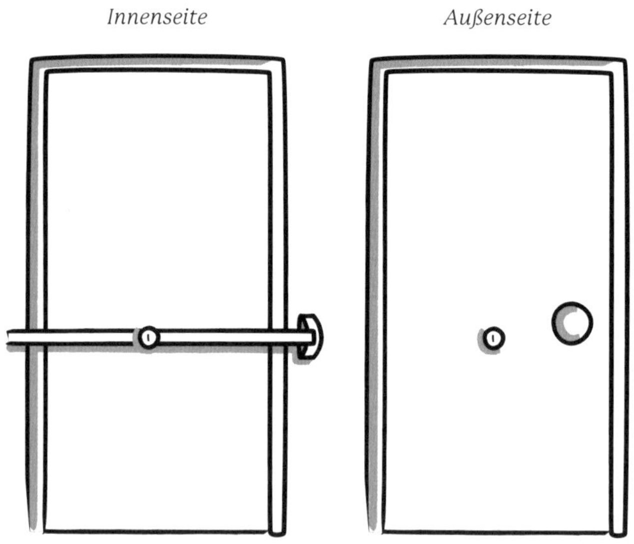

Querbalken bzw. Panzerriegel an einer Haustür erhöhen bei einem relativ geringen Aufwand die Einbruchsicherheit einer Wohnung

Vor allem in Firmengebäuden empfehle ich, kurz die Türen durchzugehen: Mögliche Schwachstellen sind hier vielfach die Fluchttüren, die nach außen öffnen und bei denen auch die Scharniere außen angebracht sind. Diese können mit Hammer und Bolzen leicht rausgeschlagen werden, sodass die Tür ohne großen Aufwand und ohne viel Lärm regelrecht aus dem Rahmen fällt. Es kann sich daher lohnen, in eine gute Brandschutztür zu investieren und/oder die Scharniere im Türrahmen zu verstecken.

Ein Guckloch mit einem großen Winkel nach draußen ist eine praktische Möglichkeit, um zu sehen, wer vor der Tür steht. Es gilt aber zu beachten, dass Gucklöcher auch umgekehrt verwendet werden können, um einen Blick in die Wohnung und auf mögliche „ausgestellte" Wertgegenstände zu werfen. Daher immer die Sichtschutzabdeckung schließen, damit niemand den Türspion zum Auskundschaften der Wohnung benutzen kann. Ich kann aber auch Gucklöcher mit integrierten Kameras benutzen, damit mögliche Einbrecher nicht in die Wohnung reinsehen können.

Fenster und Terrassentüren

Einbrecher oder Diebe kommen oft in eine Wohnung hinein, indem sie ein Loch in den Fensterrahmen bohren. Das betrifft nicht nur Holz-, sondern auch Aluminiumfenster. Mit einem Eisendraht oder einem Gelenksschraubenzieher fahren sie dann durch dieses Loch, um den Fenstergriff zu öffnen. Um dies zu verhindern, gibt es mehrere Möglichkeiten. Ich kann zunächst überlegen, wo und wie ich die Vorhänge platziere, sodass der Einbrecher den Tür- bzw. Fenstergriff von außen gar nicht sehen kann. Wenn ich etwa Plissees benutze, die im Fensterrahmen an der Glasscheibe angebracht werden, dann weiß der Einbrecher nicht genau, wie das Fenster angeschlagen wurde, also ob es links oder rechts öffnet, und auf welcher Höhe er für das Loch ansetzen soll. Zusätzlich könnte ich die Fenstergriffe austauschen und statt der normalen Griffe solche mit Druckknopf einbauen lassen. Das hat zwei Vorteile: Das ist sicherer für die Kinder und ein Einbrecher kann den Griff von außen nicht hochziehen, weil er gleichzeitig den Druckknopf betätigen müsste.

Es könnte passieren, dass ein Einbrecher dann versucht, das Fenster auszuhebeln. Dafür braucht er nur einen einfachen Schraubenzieher und macht noch dazu kaum Geräusche. Um dies zu verhindern, kann man einen Schließzylinder mit Pilzkopfverriegelung einbauen.

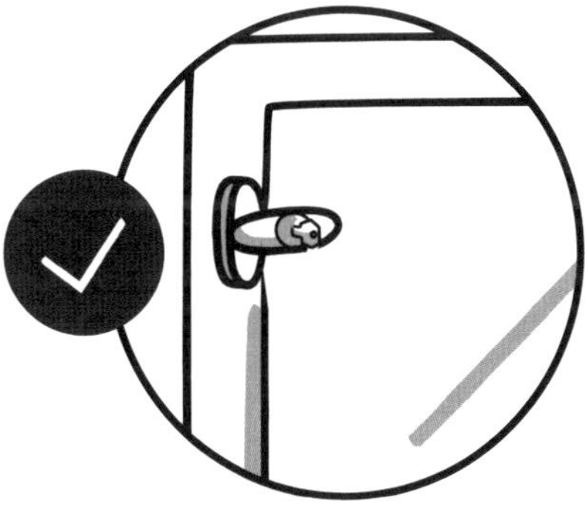

Für öffentliche Einrichtungen wie Kindergärten, Schulen, Seniorenwohnheime etc. empfiehlt sich ein abschließbarer Fenstergriff mit Schlüssel

Ein Fenstergriff mit Druckknopf ist für Einbrecher nicht so leicht zu knacken und demzufolge eine gute Investition in mehr Sicherheit

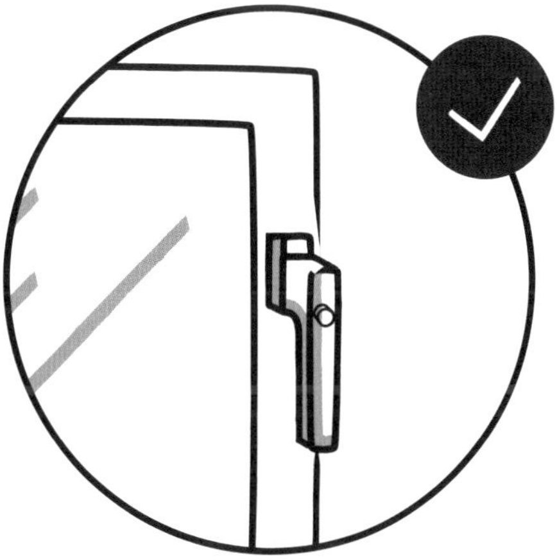

Eine weitere Möglichkeit für einen Einbrecher ist es, die Fensterscheibe einzuschlagen. Wer bruchsicheres Glas verwenden kann, beugt dem vor. Eine solche Nachrüstung ist verständlicherweise mit zusätzlichen Kosten verbunden, die Überlegungen sind aber in meinen Augen durchaus berechtigt. Rollos, Raffstores und Jalousien sind einbruchshemmend, aber – wie jede Tür und jedes Fenster – für einen geübten Einbrecher relativ leicht überwindbar. Der Unterschied besteht lediglich im Zeit- und Lärmfaktor: Ein Rollo etwa kann rausgerissen und mit einem Flaschenzug rausgezogen werden, die Einbrecher brauchen aber in jedem Fall länger, um ins Haus zu gelangen und machen mehr Lärm. In dieser Zeit kann die Familie bereits Hilfe rufen. Achtung: Ein gekipptes Fenster ist ein offenes Fenster. Geübte Einbrecher können es in kürzester Zeit ohne großen Aufwand und ohne viel Lärm öffnen. Wie? Das ist gar nicht so schwierig: Auf der Höhe des Griffes kann ein Einbrecher leicht mit der Hand durch den Spalt greifen, um einen Ring, eine Öse oder eine andere Aufsatzhilfe über den Fenstergriff zu stülpen. Dieser Ring hängt an einem reißfesten Band, das der Einbrecher dann über den Fensterrahmen stülpt und so quer auf der Innenseite des Fensters positioniert, sodass er das Fenster von außen zuziehen und anschließend den Griff umlegen kann, indem er das Band anzieht – und schon ist das Fenster offen. Wer sich das nicht so gut vorstellen kann, soll „Werkzeug gekipptes Fenster öffnen" in eine Internetsuchmaschine eingeben: Kipp-Fensteröffner-Sets kann man sogar in ausgereifter Form kaufen – für den Fall, dass sich eine Familie von ihrer Wohnung aussperrt. Hat das Fenster einen Druckknopf, so ist es nicht möglich, den Hebel von außen zu bedienen, was es für Diebe wiederum etwas schwieriger macht.

Alarmanlagen mit Köpfchen

Wer an eine Alarmanlage denkt, muss Alarmpunkte klug definieren. Dafür reicht in meinen Augen nicht nur ein Sensor. Vielmehr ist es sinnvoll, die Alarmanlage an einen Glasbruch zu koppeln und/oder sogar an das Fenster selbst: Wird ein Fenster geöffnet, oder geht die Fensterscheibe kaputt, startet der Alarm. Es gibt auch Anlagen, die an einen Bewegungsmelder gekoppelt sind oder Lichtschranken am Fensterrahmen nutzen, die wir von Aufzügen kennen. Hierbei lohnt es sich zu überlegen, was sinnvoll ist – vor allem für Familien mit Kindern und/oder Haustieren – und welche Bereiche man sichern möchte und kann. Dies gilt dann aber nicht nur für die Stunden, in denen man nicht zu Hause ist, sondern rund um die Uhr. Für Einbrecher ist es – wie bereits erwähnt – kein Hindernis, wenn die Familie gerade vor Ort ist. Deshalb könnte man eine Alarmanlage an die Fenster koppeln (außen) und sich damit absichern, auch wenn man zu Hause ist oder ein Fenster kippt. Bei offenen Fenstern empfiehlt sich in jedem Fall eine Lichtschranke. Achtung, wer kurz auf den Balkon geht, um die Wäsche aufzuhängen, löst den Alarm aus. Für die Stunden, in denen man zu Hause ist und eine Alarmanlage aktiviert – auch für die Nacht empfiehlt es sich, eine Alarmanlage „auf scharf" zu stellen – ist es wichtig, die Bewegungssensoren innerhalb der Wohnung zu deaktivieren. Es gibt auch die Möglichkeit, Alarmanlagen über Zeitschalter zu regeln und nicht zuletzt mit einer Carabinieri- oder Polizeistation zu koppeln.

Eine durchaus abschreckende Wirkung können auch Kameras am Hauseingang und am Garagentor haben. In jedem Fall sind Kameras so zu installieren, dass man die eigenen vier Wände sieht und nicht nur die Straße vor dem Haus oder die Nachbarn. Dieser Teil sollte eigentlich ausgeblendet sein. Grundsätzlich empfehle ich, sich vor der Installation einer Kamera gut über die aktuellen Privacy-Bestimmungen zu informieren.
Auf dem eigenen Grundstück lässt sich auch der Einsatz virtueller Sensoren in Erwägung ziehen. Hat eine Kamera die technischen Voraussetzungen, ist auch ein Bewegungsmelder mit eingebaut. Früh genug über ein unbefugtes Betreten meines Grundstücks oder Gebäudes informiert zu werden, ermöglicht es mir, die Einbrecher zu verscheuchen. Klettert ein Einbrecher etwa auf den Balkon und werde ich sofort auf meinem Handy alarmiert, kann ich dank einer Kameraverbindung nachsehen und eventuell bereits Hilfe rufen, einen Alarm auslösen oder mithilfe eines integrierten Lautsprechers sogar direkt mit dem Einbrecher kommunizieren und ihm präventiv mitteilen, dass gleich die Polizei kommen wird. Das ist der Moment, in dem bereits 90 Prozent der Einbrecher von ihrem Einbruchsversuch ablassen. An meinem Haus habe ich eine solche Anlage installiert – und getestet. Als eines Tages eine unbekannte Frau im Hinterhof su-

chend herumstreunte, löste dies den Alarm auf meinem Handy aus. Ich habe sie beobachtet und ihr dann über den Lautsprecher mitgeteilt, dass ich sie sehe und ich bereits die Polizei gerufen habe. Zugleich habe ich von meinem Handy aus das integrierte Licht der Kamera in einem Flashmodus ein- und ausgeschaltet und die Sirene der Alarmanlage ausgelöst. Dadurch hat die Verdächtige nicht nur unvermittelt den Rückzug angetreten, sondern gleichzeitig hat meine Stimme „aus dem Nichts“ auch die Aufmerksamkeit der Nachbarn auf den unerwünschten Gast gelenkt. Ertappt! Die Frau ist schließlich unverrichteter Dinge abgezogen. Es ist dies eine gute Möglichkeit, Einbrecher frühzeitig in die Flucht zu schlagen.

Es gibt sogar Anlagen mit einem integrierten Pfefferspray, das automatisch versprüht wird, sobald der Alarm ausgelöst wird. Achtung, das kann aber ein Nachteil sein, wenn Kinder oder Tiere im Haushalt leben. Zudem muss ich eine solche Anlage regelmäßig warten, das Pfefferspray auswechseln und ausgetretenes Reizgas alsbald vom Boden aufwischen, damit keine gelben Flecken zurückbleiben. Andere Anlagen verfügen über eine integrierte Nebelmaschine: Der Sicherheitsnebel sorgt dafür, dass Einbrecher die eigene Hand vor ihrem Gesicht nicht mehr erkennen können. Auch das kann mitunter ein Grund sein, dass Diebe von einem Einbruchsversuch ablassen. Sinnvoll ist es in jedem Fall, eine Alarmanlage gut zu durchdenken und an die individuellen Bedürfnisse der Hausbewohner anzupassen.

Vielleicht kann es auch interessant sein, zwei Alarmanlagen für das Haus zu installieren: eine richtige und eine Attrappe. Während die Einbrecher mit der Attrappe beschäftigt sind, meldet die echte Anlage bereits den Einbruch bei der Polizei. Oder man könnte mit den Lichtsignalen spielen: Normalerweise bedeutet ein rotes Licht, dass die Anlage aktiv ist, und ein grünes oder blaues hingegen, dass die Alarmanlage ausgeschaltet wurde. Warum die Farben nicht umdrehen und die Einbrecher dadurch täuschen – abermals wie beim Schach oder im Kampfsport?

Ist die Investition in eine Alarmanlage zu hoch, gibt es durchaus auch einfachere Möglichkeiten, um zu erfahren, ob sich jemand unrechtmäßig Zugang zu meinem Haus oder meiner Wohnung verschaffen wollte. Ich kann etwa vor dem Hintereingang Mehl oder Asche streuen, um Fußabdrücke zu erkennen, auf eine Türklinke etwas Staub geben, um Fingerabdrücke zu sehen, oder an den Fenstern einen Zettel einklemmen bzw. das Fenster mit einem Klebestreifen versiegeln, um zu erkennen, ob dieses in meiner Abwesenheit geöffnet wurde. Natürlich habe ich dadurch keine Angaben zur Uhrzeit des Einbruchversuchs, aber ich weiß, dass ich vorsichtiger sein und meine Augen und Ohren offenhalten sollte, ohne dass ich eine Kamera oder Alarmanlage anschaffen muss. Freilich ersetzt dies keine Kamera und keine Alarmanlage, kann aber gerade an weniger „wichtigen" Orten eine durchaus praktikable Lösung darstellen.

Keller und Garagen
Ein weiterer Schwachpunkt in vielen Häusern ist die Garage, über die Einbrecher ins Stiegenhaus gelangen können. Es ist in meinen Augen daher schon eine Überlegung wert, ob ein Garagentor mit Funksteuerung die einbruchsicherste Variante ist, denn jede Frequenz kann sehr leicht aufgerufen und kopiert werden. Fast alle Kleinsender senden in einem ähnlichen Frequenzbereich und mir ist es bereits passiert, dass ich unterwegs in einem Dorf über Funk mit jemandem kommuniziert und unbeabsichtigt so manches Garagentor geöffnet habe. Vielleicht kann es Sinn machen, es sich so einzurichten, dass das Tor mit zwei Impulsen von zwei verschiedenen Geräten geöffnet werden muss. Oder aber zusätzlich ein Lesegerät für das Autokennzeichen zu installieren. Es ist empfehlenswert, sich näher mit dem Thema zu befassen: Natürlich ist ein Garagentor mit Schloss umständlich und kann auch keine 100-prozentige Sicherheit geben, aber vielleicht ist es gerade in eurem Fall eine mögliche Option?

Was hingegen die Autoschlüssel angeht, so hängen diese häufig an einem Schlüsselbrett neben der Haustür oder liegen gemeinsam mit Brieftasche und Hausschlüssel in einem Ablagefach. Damit biete ich einem Einbrecher die Möglichkeit, meinen Autoschlüssel mitzunehmen und mein Auto in der Garage als Fluchtfahrzeug oder für einen nächsten Einbruch zu verwenden. Der Autoschlüssel sollte deshalb etwas weniger offensichtlich und versteckter aufbewahrt werden. Müsst ihr dafür vielleicht nochmals ins Wohnzimmer zurückgehen, wenn ihr es gerade besonders eilig habt? Ja, natürlich, das ist der Preis für diese Sicherheit. Wer Angst hat, dass sein Auto gestohlen wird, kann auch ein GPS-Gerät installieren – zusätzlich zu jenem der Autobauer, die mittlerweile vor allem bei luxuriöseren Wagen ein solches anbringen. Denn dieses standardmäßige GPS können auch Diebe mit wenigen Knopfdrücken schnell deaktivieren. Mit einem zweiten GPS-Gerät am Auto rechnen sie aber in der Regel nicht. Dies ist übrigens auch eine Möglichkeit, um teure Fahrräder zusätzlich zu einem guten Fahrradschloss – das in der Anschaffung mindestens 10 Prozent vom Wert des Rades ausmachen sollte – abzusichern, ein GPS kann hierbei etwa in die Lenkstange integriert werden. Bei E-Bikes gibt es bereits Modelle mit integriertem GPS.

Nicht zuletzt können Einbrecher versuchen, über Kellerschächte in ein Haus zu gelangen. Das ist relativ einfach: Der Deckel wird hochgehoben, die Diebe springen hinunter und brechen das darunterliegende Fenster in aller Ruhe auf. Dies gilt für Wohnhäuser, aber noch viel mehr für Betriebsgebäude. Wer verhindern will, dass Einbrecher über die Kellerschächte einsteigen, muss aber gut überlegen: Schächte sind auch eine Fluchtmöglichkeit im Falle von Bränden oder Überschwemmungen. Vielleicht ist es deshalb besser, einen Schacht nicht unbedingt unwiderruflich zu verschweißen, sondern vielmehr mit einem Nummernschloss fest zu verschließen? Dabei muss der geheime Code aber in jedem Fall allen Hausbewohnern und Mitarbeitern für einen eventuellen Notfall klar mitgeteilt werden.

Wo bewahren wir unsere Wertsachen auf?

Was die Aufbewahrung von Wertgegenständen angeht, gilt folgender Grundsatz: immer dort, wo es sich ein Einbrecher nicht erwartet und auf keinen Fall in Gegenständen, die leicht mitzunehmen sind wie ein Buch oder eine Statue. Im Internet finden sich zuhauf Ideen, Geldscheine oder andere kleine Wertgegenstände in Büchern, Dosen, Schrauben, Marmeladegläsern und dergleichen zu verstecken. Seid aber gewiss – worüber ihr euch in wenigen Minuten mithilfe des Internets informieren könnt, darüber wissen auch Einbrecher bestens Bescheid. Es ist ja schließlich deren Beruf. Wenn sie dann das Geld aus einer Schatulle nicht einfach entnehmen können, stecken sie kurzerhand die Schatulle ein und kümmern sich später ums Öffnen. Typische Verstecke wie Kleiderschränke oder Nachtkästchen werden bei einem Einbruch als erstes durchsucht.

Tresore

Dies gilt auch für Tresore, die klassisch hinter einem Bild verborgen werden. Vielleicht kann es eine Überlegung wert sein, in einen Tresor hinter einem Gemälde einen Zehner hineinzulegen, um einen Einbrecher dorthin zu lenken und zu beschäftigen. In einem zweiten, eingemauerten Tresor, der nicht so einfach mitgenommen werden kann, befinden sich dann die wirklichen Wertgegenstände. Es gibt sogar Tresore, die mithilfe eines Hebesystems wie ein Aufzug hinter einer Mauer verschwinden. Hierbei lohnt sich ein Blick ins Internet, um sich über viele verschiedene Möglichkeiten und Systeme für Tresore schlauer zu machen.

Hausschlüssel

Die Hausschlüssel sollten auf keinen Fall auch nur in der Nähe der Haustür versteckt werden. Es lohnt sich erneut, sich in einen Einbrecher hineinzuversetzen: Einbrecher kennen alle Verstecke. Unter die Fußmatte, unter den Blumentopf, in die Fuge des Garagentors schauen Diebe zuerst. Jedes noch so gute Versteck, dass online als solches angepriesen wird, ist von vorneherein auszuschließen. Außer man möchte die Einbrecher täuschen und versteckt an diesen Stellen zwar einen Schlüssel, aber einen falschen. Während die Diebe damit beschäftigt sind, das passende Schlüsselloch für den hinterlegten Schlüssel zu finden, könnt ihr bereits Hilfe rufen.

Für den Ernstfall gerüstet

Den meisten Einbruchsopfern geht es weniger um die gestohlenen Wertgegenstände, sondern vielmehr um den Schaden und das Gefühl, sich in den eigenen vier Wänden nicht mehr wohl und sicher zu fühlen. Das ist dann schlimm. Vor allem Frauen erzählen mir immer wieder: „Wenn die Einbrecher mal da sind, ist eh alles zu spät. Die sollen nehmen, was sie wollen, Hauptsache, sie lassen mich in Ruhe. Ich sperre mich einfach in meinem Zimmer ein und warte, bis sie gehen, dann hole ich Hilfe." Das klingt auf den ersten Blick nach einer guten Strategie, wenn die eigene Unversehrtheit bei einem Einbruch das wichtigste Gut ist. Aber Hand aufs Herz: Steckt an eurer Zimmertür überhaupt ein Schlüssel, oder hängt dieser an einem Schlüsselbrett, damit sich die kleinen Kinder nicht unbeabsichtigt einschließen können? Aus meiner Erfahrung weiß ich, dass die meisten Menschen die Schlüssel innerhalb der Wohnung abziehen und an einem für Kleinkinder unerreichbaren Ort verwahren. Und sich daher gar nicht im Schlafzimmer – oder einem anderen „Safety Room" – einsperren können, wenn Einbrecher in die Wohnung stürmen.

Im Ernstfall ist es entscheidend, dass innerhalb einer Familie von vorneherein klar ist, wer sich im Falle eines Einbruchs wie verhalten wird. Denn dann werden wir nicht von den Einbrechern überrascht, sondern sind gut vorbereitet. Um bei unserem konkreten Beispiel zu bleiben: Habe ich den Zimmerschlüssel im Schlüsselloch, am Türrahmen oder an einem Nagel in der Mauer unweit der Schlafzimmertür griffbereit, so kann ich mich einschließen. Statt aber passiv darauf zu warten, bis die Einbrecher die Wohnung geplündert haben, kann ich – wenn ich vorausgedacht und mich vorbereitet habe – zum Pfefferspray in meinem Nachtkasten greifen und das Reizgas durch das Schlüsselloch in den Flur sprühen. Dieses verwandelt die Wohnung in eine sprichwörtliche Gaskammer, die Einbrecher sind mit ihrem Husten und ihren brennenden Augen beschäftigt und können ihre „Arbeit" nicht fortführen. Es macht Sinn, im Schlafzimmer Feuchttücher bereit zu halten, sollte der Spray ungewollt ausrinnen oder der Inhalt auf meine Hände und unbeabsichtigt in meine Augen gelangen.

Das Pfefferspray wird sogar nach gründlichem Durchlüften der Wohnung noch am nächsten Tag zu riechen sein, was in diesem Moment aber wohl das kleinste Übel ist.

Wer aber ein Zylinderschloss oder aus einem anderen Grund kein Schlüsselloch an der Zimmertür hat, muss sich eine weitere Überlegung machen und kann versuchen, einen Strohhalm unter der Tür durchzuschieben, um das Reizgas in den Hausflur zu sprühen. Ist das aufgrund einer Türdichtung nicht möglich, kann man überlegen, ob man ein kleines Loch in die Dichtung schneidet. Natürlich dichtet die Tür dann nicht mehr perfekt ab. Es liegt deshalb im Ermessen einer jeden Familie, ob sie diesen verhältnismäßig kleinen Nachteil für ihre Sicherheit in Kauf nehmen möchte oder lieber nicht.

Wer ein Pfefferspray bereits im Kasten der Garderobe, einer Ablage neben der Tür oder dem Türrahmen lagert, und dieses somit in greifbarer Nähe ist, muss sich erst gar nicht im Schlafzimmer einsperren, sondern kann verhindern, dass der Einbrecher in die Wohnung eindringt. Wichtig ist zu bedenken, dass durch einen Temperaturunterschied zwischen draußen und drinnen oder einen Windstoß etwas vom Pfefferspray in den Hausflur ziehen kann. Deshalb lege ich euch nahe, dies einfach kurz mit eurer Familie auszuprobieren und zu testen, welche Strategie für euch gut passen könnte. Wer keine Kamera und kein Guckloch hat und somit nicht weiß, wer draußen vor der Tür steht, kann seinen Fuß zwischen die Tür und seinen Körper stellen und sein ganzes Gewicht auf den vorderen Fuß verlagern. Der Einbrecher tut sich so viel schwerer, die Tür aufzudrücken: Das sind wertvolle Sekunden für die Verwendung des Pfeffersprays, das ihr in unmittelbarer Nähe zur Haus- oder Wohnungstür hinterlegt habt.

Sprecht innerhalb der Familie ab, wer was bei einem Wohnungseinbruch tun kann. Eltern und Kinder sollten gemeinsam einen möglichen Ablauf überlegen: Was tun wir, wenn ein Einbrecher in unsere Wohnung eindringt und wir zu Hause sind? Wer nimmt das Pfefferspray? Wer ruft die Polizei? Wer öffnet vielleicht ein Fenster und schreit laut nach Hilfe? „Jaja", werden die Männer jetzt vielleicht sagen, „ich habe einen Baseballschläger hinter der Tür, damit werde ich schon schauen." Hand aufs Herz: Habt ihr schon mal versucht, im (engen) Flur mit einem Baseballschläger um euch zu schlagen? Das ist gar nicht so einfach, das muss man können. Was, wenn der Einbrecher euch entwaffnet und den Schläger gegen euch verwendet? Oder das Messer? Wenn ich meine Waffe nur als Warnung verwenden will, dann kann das gehörig ins Auge gehen. Denn die Einbrecher hauen nicht ab, nur weil der Hausherr vor ihnen steht – vor allem dann nicht, wenn es mehrere sind und sie vielleicht sogar selbst ein Pfefferspray oder ein Messer dabei haben, um sich zu verteidigen. Einbrecher haben in der Regel keine Skrupel zuzuschlagen, zuzustechen oder euch eine Schnittwunde zuzufügen. Ich muss daher grundsätzlich mit jeder Art von Waffe gut umgehen können, denn im Ernstfall schnellt mein Adrenalinspiegel in die Höhe. Wer nur „a bissl" mit einer Waffe trainiert, für den kann es schnell ins Auge gehen. Für eine gute Verteidigungsstrategie ist das zu wenig.

Wer Skrupel hat, mit seinen Kindern über die Möglichkeit eines Einbruchs zu sprechen, den kann ich beruhigen. Ich bin davon überzeugt, dass man – je nach Alter und Interesse – in der Familie kindgerecht darüber sprechen kann. Es wäre nicht das erste Mal, dass ein Kind seinen Eltern das Leben rettet, weil es gelernt hat, einen Notruf abzusetzen: Mir ist ein Fall bekannt, bei dem ein 7-Jähriger seinen Vater gerettet hat, der am Steuer seines Autos einen Herzstillstand erlitten hatte. Der Junge nahm den Fuß seines Vaters vom Gaspedal, zückte das Handy des Vaters und setzte einen Notruf ab. Ein anderes Mal hat hingegen eine Grundschülerin die Polizei gerufen, nachdem sie einen Drogendeal beobachtet hatte. Die Ordnungskräfte waren kurze Zeit vorher im Rahmen eines Aufklärungsprojekts in der Klasse der Schülerin und hatten die Kinder dazu ermutigt, bedenkliche Vorfälle zu melden.

Auf jeden Fall finde ich es nicht sinnvoll, die Sorgen der Kinder mit einem „Nana, zu uns kommt kein Einbrecher" abzutun. Im Gegenteil: Wenn man Kinder fragt, was sie bei einem Einbruch tun würden, dann haben sie oft die besten Ideen. Probiert diese Vorschläge doch einfach aus und regt die Kinder dazu an, das Fenster zu öffnen und um Hilfe zu schreien oder – noch besser – „Da ist ein Dieb" zu rufen. Sucht nach Worten, die

die Aufmerksamkeit anderer Menschen auf sich ziehen können und mit denen die Kinder ernst genommen werden. Oder macht mit euren Nachbarn bestimmte Sätze aus, damit diese nicht meinen, die Kinder sind in ein Rollenspiel vertieft.

Wenn ein Kind bereits ein eigenes Handy besitzt und die 112 wählen kann, dann ist das noch besser. Hierbei gilt es kurz zu bedenken, dass die Einsatzzentralen nicht immer sprachlich und pädagogisch für den Umgang mit Kindern (oder der älteren Generation) gerüstet sind. Dies gilt besonders auch in gemischtsprachigen Gebieten oder Regionen mit ausgeprägten Dialekten. Dennoch möchte ich an dieser Stelle in den Raum werfen, dass man grundsätzlich das Thema Einbruch auch in der Schule öfter thematisieren und besprechen könnte, um Vertrauen zu schaffen zwischen den Kindern und den Sicherheitskräften, die so beiderseits ein Gefühl füreinander bekommen.

Wer die Sache ernst nimmt und mit seiner Familie mögliche Szenarien durchspielt, wird noch viele weitere Tücken und Hürden entdecken: So wie meine Lebensgefährtin und ich, als wir mal einen Einbruch in der Nacht durchgespielt haben. In unserer Nachbesprechung habe ich dann gemerkt, dass ich die ganze Zeit barfuß unterwegs war. Wenn aber wirklich ein Einbrecher in unsere Wohnung gelangt wäre und dafür eine Fensterscheibe zerbrochen hätte, dann hätte ich mir zweifelsohne eine Scherbe eingetreten und wäre schneller außer Gefecht gewesen, als mir lieb ist. Die Pantoffeln gehören in der Nacht vor das Bett – das habe ich daraus für mich gelernt.

Was das Thema Sicherheit und Selbstschutz für das eigene Haus angeht, so bezieht sich dies nicht nur auf mögliche Einbrüche, sondern auch auf Feuer, Überschwemmungen und andere Ereignisse. Habe ich einen Schaumlöscher im Haus, eine Löschdecke? Wo steht der Feuerlöscher, etwa vor der Wohnung? Das könnte im Notfall ein Problem werden. Wenn ich wegen eines Feuers flüchten muss und die Tür aufgrund eines Luftzugs wegen der Hitze oder aufgrund eines offenen Fensters zufällt, kann ich sie nicht mehr von außen öffnen. Dann ist es zwar lobenswert, dass ich überhaupt an die Anschaffung eines Feuerlöschers gedacht habe, aber der nützt mir dann leider nichts mehr. Der Feuerlöscher gehört in die Wohnung in die Nähe der Ausgangstür auf meinem Fluchtweg, damit er mir bei einer Flucht aus der Wohnung ins Auge sticht und ich ihn noch schnell benutzen kann bevor ich die Wohnung verlasse. Er kann aber auch in anderen Fällen für eine Notwehr von Nutzen sein.

Aus eigener Erfahrung weiß ich, dass sich solche Überlegungen durchaus lohnen. Folgendes ist mir selbst einmal passiert: An einem verregneten Sonntagnachmittag, als wir es uns zu Hause auf der Couch im Wohnzimmer gemütlich gemacht hatten, meldete unsere Alarmanlage plötzlich eine Bewegung in unserem Keller. Ich konnte dann sofort auf meinem Handy sehen: Wasser, das in den Vorkeller gelaufen war, hat den Alarm ausgelöst. Weil ich eine Kamera mit Bewegungsmelder installiert hatte, konnte ich gleich darauf reagieren und größere Schäden – mit all den finanziellen Aufwänden und „Scherereien" – auch dank des unmittelbaren Einsatzes unserer Freiwilligen Feuerwehr verhindern. (Danke übrigens dafür!) Auch das ist Selbstschutz.

Einige Hinweise für Kaufleute

Für Kaufleute und Geschäftsinhaber ist der eigene Laden zum Teil mindestens genauso wertvoll wie das eigene Heim. Um die Ware und die Mitarbeiter vor Diebstählen und Raubüberfällen zu schützen, können sich daher einige Überlegungen lohnen: Ist es vielleicht besser, die Kasse nahe am Ausgang zu positionieren wie in den meisten Supermärkten und die Menschen in einem Zickzackkurs durch das Geschäft zu leiten? Gerade in den Geschäften bekannter Bekleidungsketten steht die Kasse in der hintersten Ecke, damit die Kundinnen und Kunden auf dem Weg dorthin womöglich noch das eine oder andere Schnäppchen jagen. Solche Geschäfte brauchen dann in der Regel zusätzliches Security-Personal an der Tür, denn ganz klar: Gelegenheit macht Diebe. Positioniere ich wertvolle Waren und begehrliche Gegenstände ganz vorne am Eingang oder doch besser weiter hinten in meinem Blickfeld – auch wenn es vielleicht gegen jegliche Verkaufsstrategien spricht? Wie gehe ich mit meinen Kunden um? Schaue ich ihnen in die Augen, konzentriere ich mich voll und ganz auf meine Gesprächspartner, oder gelingt es mir, den einen oder anderen Blick in die Umgebung zu werfen, im Sinne einer geteilten Aufmerksamkeit? Ich verstehe schon, ein Unternehmer macht sein Geld, indem er verkauft. Die eigene Ware vor Diebstahl zu schützen, ist aber mindestens genauso wichtig, denn jeder entwendete Gegenstand ist ein Schaden. In Geschäften, aber auch in Apotheken und anderen Läden kann man hin und wieder Frauen mit langen Röcken beobachten. Diese „Spezialröcke" sind mit Aluminium ausgekleidet, das ein Auslösen der Diebstahlsicherung verhindert. Wertvolle Gegenstände lassen diese Frauen in eine Tasche, die sie um ihre Hüfte gebunden haben, fallen und bringen sie so unbemerkt nach draußen. Deshalb gilt auch hier abermals: Augen auf! Solche Diebinnen gehen meist sehr breitbeinig und treten mindestens zu zweit auf, damit eine von ihnen euch ablenken kann, während die andere das Diebesgut einsammelt.

Gut zu wissen: Ist Erika da?

Es sollte eigentlich jener Ort sein, an denen sich unsere Familie sicher fühlt: das eigene Zuhause. Leider – und auch das ist ein Tabu – erfahren immer wieder Frauen häusliche Gewalt. Damit Gewaltopfer im Krankenhaus eine schnellere medizinische Versorgung in einem geschützten Umfeld erfahren, können sie in der Notaufnahme nach Erika fragen. Es kann dies eine Chance sein, um dem Teufelskreis zu Hause zu entkommen. Mittlerweile in vielen Ländern bekannt ist auch das Handzeichen, mit denen Frauen darauf aufmerksam machen können, dass sie häusliche Gewalt erfahren und Hilfe brauchen. Wer dies beobachtet, ruft im besten Fall polizeiliche Hilfe.

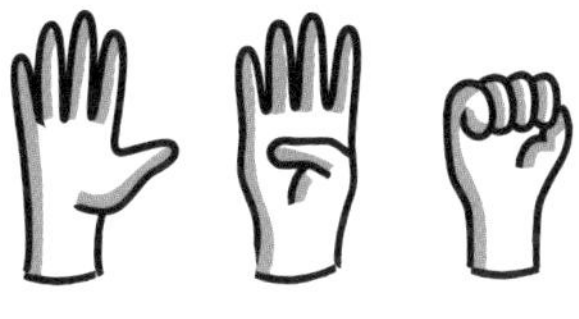

Fallbeispiel 1

WIE HÄTTEST DU ES GEMACHT?

Lisa hat sich bereits mit dem Thema Sicherheit beschäftigt. In Absprache mit ihren Nachbarn hat sie mögliche Steighilfen für Einbrecher am Haus entfernt: Leitern werden grundsätzlich nach ihrem Gebrauch wieder in den Keller geräumt, die Autoabstellplätze sind erst unlängst um einige Meter verlegt worden und die Mülltonnen stehen nun in einer Ecke in der Garage. Fenster und Türen verschließt sie gründlich, bevor Lisa aus dem Haus geht. Für eine Alarmanlage oder den Austausch von Griffen fehlen derzeit die finanziellen Mittel, das steht aber für die Familie ganz oben auf der Liste der notwendigen Anschaffungen.

Als Lisa an einem Werktag gegen 17 Uhr von der Arbeit nach Hause kommt, lüftet sie zunächst die Wohnung. Im Kinderzimmer stellt sie das Fenster auf Kipp, um einen Durchzug zu ermöglichen. Sie macht sich kurz frisch, macht die Fenster zu und beginnt mit den Vorbereitungen für das Abendessen, bevor die Kinder vom Sport nach Hause kommen. Plötzlich hört sie Geräusche von den hinteren Zimmern, als ob ihr Sohn in einem Wutanfall seine Spielsachen durch die Gegend schmeißen würde. Ihr Herz pocht, als sie – mit dem Küchenmesser in der Hand – in Richtung Flur aufbricht. Einbrecher! Schnell schlüpft Lisa ins Schlafzimmer und schließt ab, der Schlüssel steckt zufällig in der Tür, weil sie erst gestern beim Besuch der Nachbarskinder abgeschlossen hat, damit diese nicht im Elternschlafzimmer spielen. Sie wartet ab, mehr kann sie im Moment nicht tun: In den Flur traut sie sich nicht mehr, obwohl sie das Messer noch fest in den Händen hält. Da fällt ihr ein: Vielleicht ist ja der Nachbar gerade im Hof. Sie öffnet das Schlafzimmerfenster und beginnt laut nach Hilfe zu rufen. Das hören auch die Einbrecher, die in Hektik verfallen und noch schneller durch die Kästen und Schränke der Wohnung wühlen. Der Nachbar hört Lisa und ruft gleich die Polizei, dennoch dauert es einige Minuten, bis die Ordnungskräfte mit Blaulicht und Sirene eintreffen. Die Einbrecher haben inzwischen das Weite gesucht. Die Wohnung gleicht einem Schlachtfeld, obwohl schlussendlich dann zum Glück nicht viel fehlt. Glück gehabt! Das ungute Gefühl jedoch bleibt, die neuen Fenstergriffe und die Alarmanlage können nun für Lisa nicht mehr länger warten.

⟶ ***Das hat Lisa gut gemacht:***
Lisa hat sich mit dem Thema Sicherheit befasst, sich mit ihren Nachbarn abgesprochen und mögliche Steighilfen am Haus entfernt. Sie hat die Fenster nach einem kurzen Lüften wieder geschlossen, leider aber das gekippte Fenster im Kinderzimmer vergessen. Glück im Unglück für Lisa war sicher, dass der Schlüssel der Elternschlafzimmertür zufällig vom vorigen Tag noch steckte, sodass sie sich einschließen und dann um Hilfe rufen konnte.

⟶ ***Das hätte sie vorausschauend noch bedenken können:***
Ein Fenster auf Kipp ist ein offenes Fenster – diese Nachlässigkeit ist Lisa im Fallbeispiel (leider) zum Verhängnis geworden. Wäre das Fenster geschlossen gewesen, wären die Einbrecher vielleicht weitergezogen. Eine Alarmanlage hätte eine zusätzliche Abschreckung bedeutet, vor allem wenn Lisa sie eingeschaltet hätte. Ebenso wie ein Fenstergriff mit Druckknopf. Das Küchenmesser hätte Lisa in der Küche lassen können, da sie den Umgang damit für die Selbstverteidigung nicht gewohnt ist und dieses im Falle einer direkten Begegnung mit den Einbrechern nur als Abschreckung gedient hätte. Der Einbrecher hätte Lisa sogar entwaffnen und das Messer gegen sie richten können. Im Schlafzimmer wäre sicher ein Pfefferspray sehr hilfreich gewesen, um damit in den Flur zu sprühen und die Einbrecher zu verjagen. Hätte Lisa das Handy dabeigehabt oder auf dem Nachtkasten hinterlegt, hätte sie schneller und direkter Hilfe rufen können. Und die Kinder waren hoffentlich beim Kampfsport!

DAS WICHTIGSTE AUF EINEN BLICK

❶ Balkone und Steighilfen

- Standort von Regenrinnen und Gasleitungen überdenken
- Hochhangeln an Balkonen erschweren
- Steighilfen wie Leitern, Holzstapel, Autos wegstellen

❷ Haustüren

- grundsätzlich mit dem Schlüssel abschließen
- Materialauswahl bedenken (Zylinder, Schloss, Riegel, Schlüssel ...)
- Öffnungsrichtung klug wählen

❸ Fenster

- Sichtschutz anbringen
- Griffe mit Druckknopf benutzen
- Schließzylinder tauschen, bruchsicheres Glas verwenden

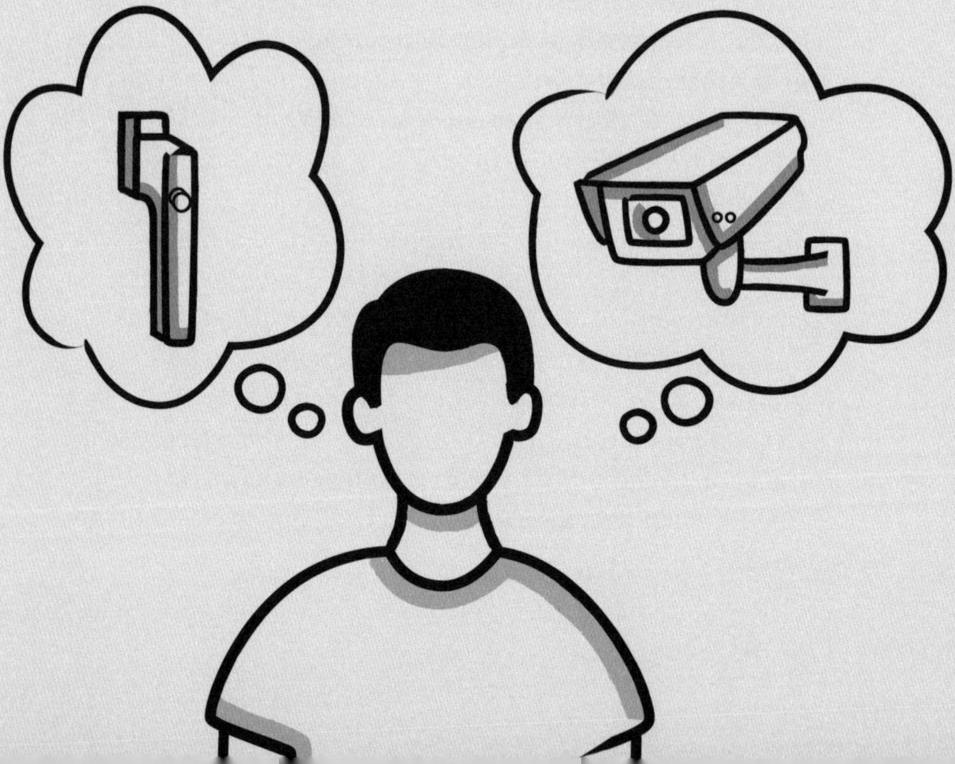

4 Alarmanlage
- individuell nach den Bedürfnissen der Familie planen
- bei Kameras: Privacy-Bestimmungen berücksichtigen
- „Alarmanlage mit Hausmitteln“ nutzen

5 Keller und Garagen
- „gute“ Funksteuerung für Garagentore
- Autoschlüssel gut verwahren
- Kellerschächte verschließen

6 Wertgegenstände
- keine offensichtlichen Verstecke wählen
- Verstecke in „beweglichen“ Gütern vermeiden
- Einbrecher irreführen und Zeit gewinnen

7 Für den Ernstfall
- in der Familie Szenarien durchsprechen und -spielen
- Kinder mit einbeziehen
- Sicherheit bezieht sich nicht nur auf einen Einbruch

05

SICHER UNTERWEGS

Wer in einer Stadt durch einen Park zum Zugbahnhof muss oder sein Auto in einer etwas abgelegeneren Parkgarage abgestellt hat und später am Abend allein dorthin unterwegs ist, kennt es vielleicht zu gut: das beklemmende Gefühl in den dunklen Straßen der Stadt oder einer größeren Ortschaft. Diese Unsicherheit sollten wir keinesfalls ignorieren, sondern uns vielmehr vorab überlegen, wie wir sicher zu unserem Zielort gelangen, welche Hilfsmittel wir dafür brauchen und wie wir uns im Falle eines Übergriffs überhaupt verhalten können.

Wie gelange ich von A nach B?

Die grundsätzliche Frage, die wir uns stellen müssen, ist: Wie gelange ich von A nach B, ohne mich unnötigen Gefahrenquellen auszusetzen? Ziel ist es einmal mehr, Übergriffe oder Raubüberfälle von vornherein zu verhindern und zu überlegen, wie man sich verhält, sollte es dennoch dazu kommen. Vielleicht nehme ich statt des Zuges doch das Auto, damit ich spätabends nicht alleine im Abteil sitzen muss. Vielleicht entscheide ich mich für den Parkplatz, der nahe am Veranstaltungsort liegt, auch wenn er etwas mehr kostet, wähle bewusst eine Tiefgarage mit Handyempfang oder stelle mein Auto im Obergeschoss ab, um im Notfall einen Notruf absetzen zu können. Vielleicht lasse ich mich abholen und zum Auto bringen. Es ist durchaus eine berechtigte Überlegung, auch nur für eine Strecke von 500 Metern ein Taxi zu rufen, um den dunklen Park zu umfahren und sich somit erst gar keiner Gefahr auszusetzen. Vielleicht kann es Sinn machen, sich in die Parkgarage zum Autostellplatz fahren und/oder sich zum Parkautomaten begleiten zu lassen. Wenn das Taxi die Garage innerhalb von 15 Minuten wieder verlässt, bezahlt der Fahrer in der Regel auch keine Gebühren. Dennoch muss er die Karte entwerten und kann mich zum Automaten begleiten. Somit habe ich auch einen Begleitschutz zum Parkautomaten.

Wer vorbeugt, geht grundsätzlich mit offenen Augen durchs Leben und checkt auf dem Weg zu einer Veranstaltung schon die Lage: Wo in der

Tiefgarage ist ein Notausgang, wo sind Druckknöpfe für Alarmanlagen, wo Sensoren von Feuermeldern? Wer die Strecke von A nach B zu Fuß zurücklegen will oder muss, sollte dunkle, einsame Straßen vermeiden und besser Wege und Gassen wählen, in denen auch andere Menschen unterwegs sind. Macht dabei sogenannte „Notinseln" aus, das können Bars oder Lokale sein, die bis spätabends geöffnet haben und wo ihr eventuell schnell Hilfe erhalten könnt. In Bozen gibt es seit Herbst 2024 die Initiative „Sicherer Ort für Frauen": 35 Geschäfte, Apotheken und öffentliche Einrichtungen der Südtiroler Landeshauptstadt mit entsprechender Plakette bieten Frauen in Not oder Gefahrensituationen die Möglichkeit, schnell Hilfe zu erhalten oder Zuflucht zu finden. Oder ihr sucht euch bei einer Veranstaltung Verbündete, die dieselbe Strecke zurücklegen oder ebenfalls mit dem Zug in dieselbe Richtung fahren müssen. Wer in einer Gruppe unterwegs ist, fühlt sich sicherer – das kommt auch den anderen zugute. Ich würde mich als Frau zudem nie von jemandem nach Hause bringen lassen, den ich gerade erst kennengelernt habe. Sinnvoll kann es auch sein, mit einer Freundin oder einem Freund zu vereinbaren, dass man sich kurz telefonisch hört, wenn man sicher beim Auto oder zu Hause angekommen ist. So kann sie oder er eventuell Alarm schlagen.

Wie kann ich mich vorbereiten?

Wer Angst hat, dass ihm oder ihr unterwegs die Tasche gestohlen wird, sollte die Tasche grundsätzlich auf der Innenseite des Gehsteigs (und nicht auf der Straßenseite) und eng am Körper tragen, unter den Arm klemmen oder auf die Körpervorderseite schieben. Wer zu zweit unterwegs ist, wählt den „Zwischenraum", so werden die Taschen von beiden Seiten von einem Körper abgeschirmt. Zudem ist es empfehlenswert, sich vorab zu rüsten: Die Autoschlüssel und die Haustürschlüssel gehören griffbereit in die vordere Hosentasche, auch wenn diese dadurch vielleicht ausbeult und nicht mehr so sexy aussieht. Ich denke, in so einem Moment ist die Sicherheit einfach wichtiger. Denn so komme ich in jedem Fall nach Hause, auch wenn mir die Tasche mit meinem Geld, im schlimmsten Fall auch mit meinen Dokumenten gestohlen wird. Gleichzeitig habe ich – für den Fall, dass ich flüchten muss – Zugang zu einem „sicheren Hafen“. Denn was nützt es mir, zum Auto oder zur Haustür zu laufen, um mich dort einzusperren, wenn die Schlüssel vermeintlich sicher in genau der Handtasche verwahrt sind, die mir gerade gestohlen wurde? Dasselbe gilt auch für Handy, Pfefferspray und andere Hilfsmittel, die ich unterwegs bei mir tragen muss, um Hilfe rufen oder mich selbst verteidigen zu können. Ich empfehle zudem, sowohl das Parkticket als auch das notwendige (Klein-)Geld für die Parkgebühren bereits in die Hosentasche zu stecken, damit ich nicht vor dem Automaten umständlich in meiner Handtasche die Geldbörse suchen und auspacken muss – und ich auch dann mit dem Auto aus der Garage raus und nach Hause komme, wenn mir die Tasche gestohlen wird. Das nennt man vorausschauend.

Zum Verstauen der wichtigsten Dinge gibt es übrigens viele tolle Kleidungsstücke mit integrierten Taschen: Leggins und Hosen mit Taschen auf den Schenkeln zum Beispiel. Interessant finde ich auch Bauchtaschen, die man wie einen unsichtbaren Bauchgurt unter dem T-Shirt tragen und in denen man Geld und Dokumente gut unterbringen kann. Einen solchen Gurt kann man sich vorstellen wie einen Nierengurt für Motorradfahrer mit aufgenähten Taschen, der durchaus eng um die Taille liegen und die Figur betonen kann. Kleine Gurte für Handy, Schlüssel und eventuell auch Pfefferspray gibt es auch in der Sportvariante fürs Joggen oder Radfahren. Diese sind unter anderem auch dann interessant, wenn man auf Reisen ist. Denn die wichtigsten Dinge müssen so nicht etwa mit der Handtasche möglicherweise unbeaufsichtigt an einer Bar abgestellt, an der Stuhllehne aufgehängt oder in den Einkaufswagen gelegt werden – und auch auf der Toilette ist es kein Problem, „die Hosen herunterzulassen“, ohne solche Gurte umständlich ausziehen zu müssen. Es gibt auch Schlüsselanhänger mit einem integrierten Alarm, der in einer gefährlichen Situation durch das Herausziehen eines Stiftes ausgelöst wird. Diesen könnte ich umfunktionieren, mit meiner Tasche verbinden oder in den Saum nähen, sodass der Stift herausrutscht, sobald die Handtasche entfernt wird. So wird der Schlüsselanhänger zur Handtaschenalarmanlage.

Sitzplatzwahl

Wo setze ich meine Kunden für das Abendessen hin? Das ist eine wichtige Frage, die ich als Personenschützer bedenken muss, wenn ich einen Tisch in einem Restaurant buche. Was für Promis oder gefährdete Menschen gilt, soll und kann auch für unsere Überlegungen in punkto Alltagssicherheit relevant sein. Wo sind die Feuerlöscher? Wo ist eine Notfalltür? Achtet doch mal bei eurem nächsten Besuch in eurer Stammpizzeria darauf. Wo setzt ihr euch hin? Ist das Lokal unterirdisch oder in einem Keller? Dann wird es im Falle eines Erdbebens zweifelsohne schwierig, wohlbehalten nach draußen zu flüchten. Aus dem Erdgeschoss komme ich schneller ins Freie als aus einem Untergeschoss. Kann die Küche einen Notausgang bieten? Falls ja, ist es sicher ein Vorteil, einen Tisch unweit der Küchentür zu wählen. Kommt etwa ein Terrorist bei der Vordertür herein, kann ich sozusagen bei der Hintertür hinausgehen. Für meine Kunden im Personenschutz ist es dann natürlich auch relevant, dass sie auf dem Weg zu ihrem Sitzplatz nicht durch eine Menschenmenge oder sonst irgendwo vorbeigehen sollten, wo es für sie möglicherweise gefährlich werden könnte. Ihr erinnert euch: Mama und Papa sind die Personenschützer ihrer Familie. Welche Lokale besucht ihr? Ist es dort unter Umständen vielleicht schon allein wegen baulicher Fluchthindernisse gefährlich? Wir reden hier nicht über Gastlokale in unseren Breitengraden, sondern vor allem in Urlaubsdestinationen, in denen andere Regeln und Gesetze gelten. Es muss ja nicht unbedingt ein „böser Mensch“ sein, wegen dem ich flüchten muss, denkt etwa an Naturkatastrophen wie Erdbeben oder an einen Brandfall. Was ist mit einer Massenpanik in einer überfüllten Diskothek? Auch hierbei lohnt es sich, einen kleinen Gedanken daran zu verschwenden, welche Lokale man besuchen will und wann es besser ist, überfüllte Plätze und Gebäude zu vermeiden. Wer befürchtet, dass ihm K.-o.-Tropfen oder andere Drogen ins Getränk gemischt werden, sollte das Glas nicht an der Seite, sondern von oben halten und so mit seiner Handfläche abdecken. Bei einem Bier kann man den Bierdeckel drauflegen, wie es viele im Sommer wegen der Bienen und Wespen tun. Wer im Freundeskreis unterwegs ist, delegiert vielleicht jemanden aus der Gruppe, für diesen Abend auf die Kollegen zu schauen. Auf Festivals könnte es eine Möglichkeit sein, die

Telefonnummern von Freunden auswendig zu kennen oder online in einer Cloud für den Notfall abzuspeichern. Oder aber auszumachen: Sollten wir uns verlieren oder sollten wir uns für eine halbe Stunde nicht mehr sehen, ist der nächste Treffpunkt um so und so viel Uhr da und da.

Handy

Es ist durchaus legitim, das Mobiltelefon zu nutzen, um nicht „alleine" unterwegs zu sein. Das Handy gehört deshalb griffbereit in die Hosentasche. Auf keinen Fall würde ich mein neues iPhone öffentlich zur Schau stellen, denn dadurch werden mögliche Diebe und Räuber erst auf mich aufmerksam und können es mir während meines Telefonats von hinten aus der Hand reißen. Vielmehr ist es sinnvoll, über Kopfhörer mit jemandem zu telefonieren – und die Hände für den eventuellen Einsatz eines Pfeffersprays, für die Autoschlüssel oder für eine Selbstverteidigung mit beiden Armen frei zu haben. Ich empfehle immer, nicht nur ein Scheintelefonat zu führen und so zu tun, als ob man mit jemandem reden würde, sondern auch tatsächlich einen Freund oder eine Freundin anzurufen. Dabei macht es wenig Sinn, über Gott und die Welt zu sprechen: Nennt die Dinge bei ihrem Namen, sagt den Grund eures Anrufs und schildert, wo ihr euch gerade befindet, welche Kleidung ihr tragt und welche Menschen euch auffallen.

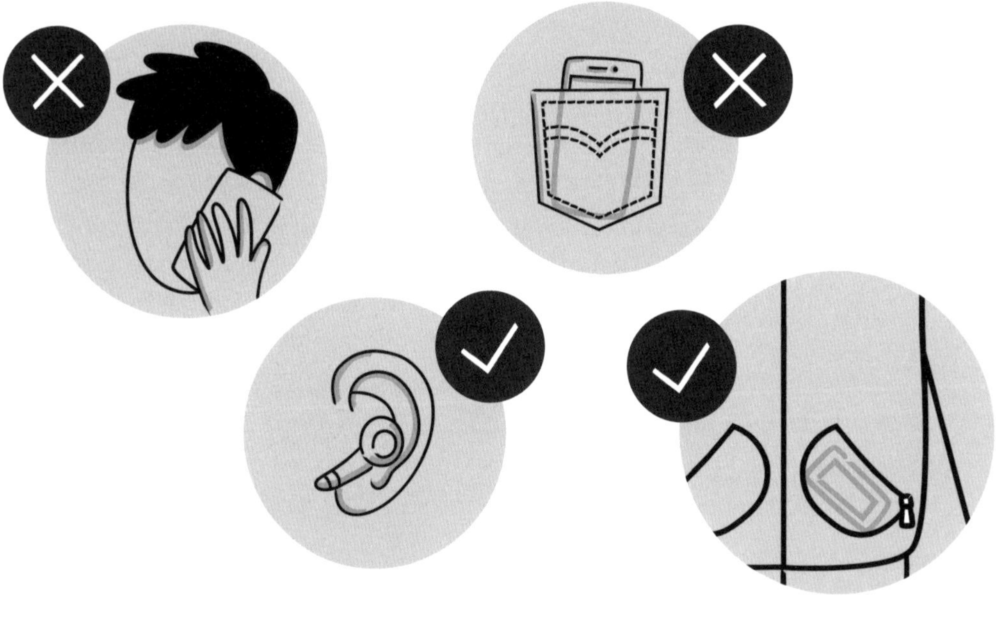

„Der Vortrag ist nun fertig, ich bin unterwegs zum Auto und fühle mich unsicher. Das Auto steht in ebendieser Garage, ich nehme nun diesen Weg, um dorthin zu kommen. Hast du Zeit, währenddessen am Telefon zu bleiben?“ Eventuell ist es möglich, über WhatsApp euren Standort zu teilen oder eine App zu nutzen, die anzeigt, wo sich das Telefon zurzeit befindet. Achtung hierbei: Wo befindet sich die Freundin, wenn sie ihr Handy verliert oder ihr das Telefon gestohlen wird? Eben nicht (mehr) dort, wo es das Signal angibt. Ich weiß zwar, wo sich ihr Handy befindet, die Standortangabe stimmt aber nicht mehr mit dem Aufenthaltsort der Freundin überein. Dennoch: Der Freund oder die Freundin am anderen Ende der Leitung kann mit diesen Hilfsmitteln in einem Notfall nicht nur die Polizei anrufen, sondern auch konkrete Angaben machen und eine detaillierte Personenbeschreibung abgeben – und die Polizei kann schneller reagieren, weil sie genau weiß, wo sie nach wem Ausschau halten muss, vielleicht sogar per Videoüberwachung. Das könnte vor allem auch im Ausland interessant sein, denn im Vergleich zu den kleinen Südtiroler Städten sind die Einsatzkräfte in Großstädten oft viel besser ausgerüstet und haben ganz andere Möglichkeiten, um jemanden ausfindig zu machen.

Standort teilen

Grundsätzlich ist es möglich, seine Position mit Familienmitgliedern zu teilen. Dies erfolgt über die Dienste von Google, es gibt jedoch auch zahlreiche andere Möglichkeiten und Apps, die ich an dieser Stelle aber nicht näher nennen möchte, da sich ständig Änderungen und Neuerungen ergeben. Es liegt im Ermessen jedes und jeder Einzelnen, wie viele Daten er von sich im Internet preisgeben möchte und inwieweit vielleicht die Vorteile überwiegen, wenn man etwa genau weiß, wo das eigene Kind gerade umgeht. Grundvoraussetzung sind aber in jedem Fall eine Internetverbindung und ein GPS-Signal – und das zehrt am Akku. Reicht die Batterie nicht so lange, macht es etwa Sinn, während eines Vortrags das Handy an einer Steckdose oder einer Powerbank zu laden, oder eine geladene Ersatzbatterie mit dabei zu haben. Dies gilt übrigens auch dann, wenn ich mein Zuhause mithilfe meines Handys von unterwegs überwachen möchte.

Pfefferspray

Unterwegs in einem unsicheren Viertel, empfiehlt es sich auch, das Pfefferspray schon griffbereit in der Hosen- oder Jackentasche zu halten. Auch dieses würde ich einem Angreifer nicht offen zeigen, sondern im Notfall möglichst verdeckt (von unten nach oben oder in Kombination mit einer Abwehrhaltung) versprühen (siehe Seite 32). Ich persönlich trage das Pfefferspray nicht nur unterwegs in der Stadt immer bei mir, sondern auch im Wald: Das Reizgas ist eigentlich als Abwehr gegen Hunde mit ihrer sensiblen, nassen Nase gedacht und ich kann mir gut vorstellen, dass dieses auch bei einem Bären oder einem Wolf funktionieren könnte. Wenn ein Bär mir sehr nahe kommt und der Abstand weniger als drei Meter beträgt, würde ich das Pfefferspray – allerdings nur als letzte Verteidigungsmöglichkeit – verwenden. Solange er mich nicht angreift, würde ich es zwar noch nicht versprühen, aber den Finger bereits auf dem Drücker halten, um im Falle eines Angriffs bereit zu sein, auch wenn es nur 20 ml sind. Bei einem Rudel von Wölfen wird es hingegen vermutlich schwieriger.

Angriff auf offener Straße

Was für den Einbruch zu Hause gilt, betrifft auch den Fall eines Angriffs auf offener Straße: Wie verhalten wir uns? Was mache ich, wenn ich angegriffen werde? Was macht mein Partner, meine Partnerin? Bei meinen Vorträgen zeige ich oft Videos von Überfällen, um damit die Diskussion anzuregen, wie man besser oder anders reagieren hätte können. In meinen Augen ist es immer besser, wegzulaufen und sich in Sicherheit zu bringen, anstatt eine gewaltvolle Auseinandersetzung wegen einer gestohlenen Halskette zu riskieren. Oft werden bei einem Überfall auf offener Straße sehr schnell die Messer gezückt oder – wenn ihr einen Täter verfolgt – führt dieser euch in eine dunkle Gasse, wo euch seine ganze Bande erwartet (dies gilt vor allem für fremde Länder) – und spätestens dann wird es richtig gefährlich. Achtet daher auf euer Schuhwerk, wenn ihr in unsicheren Straßen unterwegs seid: Es ist in jedem Fall besser, die eleganten Stöckelschuhe erst auf der Veranstaltung im sicheren Rahmen anzuziehen und auf dem Weg dorthin und zurück die bequemen Turnschuhe zu tragen. Ich empfehle zudem, unterwegs immer wieder auch einen Blick zurück zu werfen. Im Personenschutz hat der Letzte des Sicherheitstrupps die Aufgabe, sich immer wieder umzudrehen und die Lage von hinten zu checken. Nur so ist es möglich, Änderungen wahrzunehmen und zu verstehen, ob mir vielleicht eine Person auf Schritt und Tritt folgt. Ihr könnt das selbst mal ausprobieren und versuchen, einer ausgewählten unbekannten Person in den Straßen einer Stadt nachzugehen. Ihr werdet sehen, ihr könnt vermutlich mindestens eine halbe Stunde lang jemandem folgen, ohne dass dieser es überhaupt merkt. Und ihr seid wohlgemerkt keine Profis. Im Personenschutz schauen wir übrigens immer auch nach oben, dies nur am Rande.

Ein Beispiel aus der Praxis zeigt, dass nicht jeder „Angriff" eine gewaltsame Auseinandersetzung sein muss. In einem Supermarkt hatte eine Frau ihre Einkäufe bezahlt und die Tüten in den Einkaufswagen gepackt. Auf dem Weg zum Auto drehte sie sich kurz um und ... eine andere Frau hatte die vollbepackten Tüten aus dem Einkaufswagen genommen. Alles Aufhalten und Diskutieren nützte aber leider nichts, denn die Frau hatte ihren Kassenbon nicht in ihre Brieftasche, sondern in die Tüten gelegt, und konnte deshalb nicht beweisen, dass die Einkäufe ihr gehörten.

Täterbeschreibung

Bin ich dennoch Opfer eines Raubüberfalles oder von Gewalt, dann wird mich die Polizei danach fragen, wie denn der oder die Täter ausgesehen haben: Größe und Statur, Haar- und Augenfarbe, Kleidung und markante Kennzeichen. Einmal davon abgesehen, dass es sehr schwierig ist, sich in der Aufregung an außergewöhnliche Details zu erinnern, ist es für die Polizeikräfte in der Regel nahezu unmöglich, jemanden ausfindig zu machen, der laut Beschreibung dunkel gekleidet ist und auch sonst durch keine Besonderheiten auffällt: In der Nacht wirken zudem auch eine braune oder blaue Jacke und Hose sehr schnell schwarz. Es lohnt sich daher, einen Blick auf die Schuhe zu werfen. Ein kleines Detail, das aber die Täterinnen und Täter oft verraten kann. Es ist zum Beispiel auch in der Türsteherszene üblich, dass wir bei Personenbeschreibungen auf die Schuhe und auf die Handtaschen verweisen. Wir sprechen untereinander also nicht vom

Mann mit dem kurzen schwarzen Leibchen oder dem weißen Hemd, der nicht hereingelassen werden darf oder vom Lokal verwiesen wird. Denn das Hemd zieht er vielleicht aus und darunter trägt er dann ein grünes T-Shirt – und versucht damit nochmals trotz des Hausverbots auf die Party zu kommen. Wir verweisen viel eher auf die Schuhe und auf die Handtaschen, denn diese sind meist so verschieden, dass sie an besagtem Abend nur auf eine Person zutreffen und in der Regel denkt niemand daran, sie zu wechseln oder auszutauschen, um es neu gekleidet nochmals zu versuchen.

Mit dem Auto unterwegs

Was für die Funksteuerung von Garagentoren gilt, ist auch für Autoschlüssel mit Fernbedienung gültig: Die entsprechende Frequenz kann mithilfe eines Frequenzlesers leicht entziffert und kopiert werden. Bei einem teuren Auto bekommt ihr vielleicht eine Mitteilung auf das Handy, dass die Tür geöffnet wurde, oder dass sich das Fahrzeug von seinem Standort entfernt. Um dem vorzubeugen, sperre ich das Auto meist ab, sobald die Tür zu ist – ohne den Dieben zu signalisieren, dass ich JETZT draufdrücke. Wenn aber jemand aussteigt, fünf Meter weitergeht und erst dann die Fernbedienung betätigt – möglicherweise ohne sich umzudrehen, um zu prüfen, ob das Auto wirklich abgeschlossen ist –, kann ein Dieb entweder das Signal abfangen oder unbemerkt die Beifahrertür öffnen, sodass das Fahrzeug offen bleibt. Alles Weitere ist dann leichtes Spiel für die Diebe, wobei teure Autos gestohlen und billige Autos für Überfälle genutzt werden. Es lohnt sich daher, die Funktionsweise eures Autos genau zu studieren: Schließt der Wagen ab, wenn eine Tür geöffnet ist? Gibt er ein akustisches Signal ab oder reagiert die Warnblinkanlage beim Zusperren? Informiert euch und probiert es aus, dann könnt ihr eure Gewohnheiten dementsprechend anpassen. Um teure Felgen vor Diebstahl zu schützen, ist es eine Überlegung wert, eine der Schrauben auszutauschen und durch ein anderes Maß zu ersetzen. Um zu sehen, ob jemand in meiner Abwesenheit am Auto war, kann ich Mehl, Staub oder Asche auf die Türgriffe streuen.

Wer Wertsachen im Auto lassen muss, sollte diese auf keinen Fall sichtbar im Auto verstauen. Ich handhabe es vielmehr so, dass ich einen Rucksack oder eine Tasche mit wertvollen Gegenständen bereits frühzeitig in den Kofferraum lege, um auf dem Parkplatz nicht beim Wegräumen meiner Wertgegenstände beobachtet zu werden. Was den Transport von teuren Fahrrädern angeht, so empfiehlt es sich, diese zusätzlich mit einem Fahrradschloss auf dem Gepäckträger zu sichern. Es ist schon vorgekommen, dass bei einem „Unfall" oder einer roten Ampel ein teures Rad vom Gepäckträger gestohlen worden ist. Ich habe zwar keine Angst, dass euch das passieren könnte, möchte aber erneut zum Nachdenken anregen, ganz nach dem Motto: „Schau an, was es nicht alles gibt." Wer im Urlaub keinen sicheren Fahrradkeller mitnutzen kann, könnte hingegen seinen Vermieter fragen, ob er sein teures Rad mit aufs Zimmer oder in den Bungalow nehmen darf.

Manche Menschen haben Angst davor, dass sie mit ihrem Auto an einer Ampel stehenbleiben müssen oder dass sie jemand auf der Straße hilfesuchend anhält und sie dann überfallen werden. Vorausschauend gedacht, kann ich bei einer roten Ampel bereits frühzeitig vom Gas gehen, etwas bremsen und zur Stopplinie rollen, obwohl es noch ein Stück weit bis dorthin ist – und im Notfall ordentlich auf das Gaspedal drücken. So muss ich nicht zwingend an der roten Ampel stehenbleiben, denn womöglich springt sie in der Zwischenzeit um. Was aber, wenn eine Person auf der Straße liegt: Aussteigen oder nicht? In einer solchen Situation könnte ich den Rückwärtsgang einlegen und mir die Situation aus einiger Entfernung nochmals genauer anschauen: Ist noch eine andere Person vor Ort? Sieht es nach einem Diebstahl oder Raub aus? Vielleicht macht es Sinn, die Polizei zu verständigen, bevor ich aussteige, oder einen Notruf abzusetzen, ohne dass ich mein Auto verlasse. Denn auch das ist bereits eine Erste Hilfe, die ich in jedem Fall leisten kann, auch wenn ich mich nicht zu mehr imstande fühle. Diese Gedanken in Bezug auf die Sicherheit sind auch hierzulande durchaus berechtigt, denn es kommt auch bei uns immer wieder vor, dass dubiose Gestalten grundlos Fahrzeuge aufhalten. Die Polizei kann zwar erst einschreiten, wenn ein Überfall passiert ist, jedoch bereits im Vorfeld Präsenz zeigen, ihre Hilfe bei einem vermeintlich liegengebliebenen Fahrzeug anbieten und so die Zivilbevölkerung unterstützen. Wer vorausdenkt und in einer solchen (vermeintlichen) Notsituation helfen möchte, informiert daher vorab die Ordnungskräfte oder zumindest eine Freundin oder einen Kollegen, damit diese gegebenenfalls schnell reagieren können.

Ein Plädoyer für die Maturabälle in Südtirol

Nicht zuletzt möchte ich noch ein Plädoyer für die Maturabälle in Südtirol halten, denn es ist zugegebenermaßen auch ein Stück weit mein Verdienst, dass es diese wertvollen Veranstaltungen für unsere Jugendlichen in unserem Lande noch gibt. Um 2013 wären die beliebten Abschlussbälle der Maturaklassen aufgrund wiederholter Ausschreitungen und regelrechter Delirien beinahe abgeschafft worden. Heute – ich wage zu sagen, auch dank unseres neuen Sicherheitsansatzes – zählen sie zu den sichersten Veranstaltungen in Südtirol. Ich bin ein großer Fan von Maturabällen: Die Jugendlichen können im eigenen Dorf oder in der nahen Umgebung ausgehen, in einem geschützten Rahmen feiern und Erfahrungen sammeln. Heute läuft der Einlass schneller ab, es entstehen kaum Warteschlangen und so bleibt wenig Zeit, bereits vor dem offiziellen Abend Alkohol zu trinken. Die Veranstalter verdienen dadurch mehr, die Anrainer werden weniger gestört, der Einlass verläuft allgemein reibungsloser. Maturabälle sind Feiern, auf denen Jugendliche ausdrücklich erwünscht sind.
Es berührt mich dabei immer wieder, die jungen Menschen auf den Bällen zu beobachten: Die einen tauschen ihre Handynummern aus, das frischverliebte Pärchen schmust in einer Ecke und ein Junge kann seine Tränen nicht mehr zurückhalten, weil seine Freundin ihn soeben stehengelassen hat. Als Security halten wir uns dabei im Hintergrund und sorgen für einen geregelten Ablauf, damit es erst gar nicht zu Schlägereien oder anderen Schwierigkeiten kommt. Ich sehe das wie einen Kampfring, in dem sich die jungen Menschen bewegen: Hier dürfen sie sich frei fühlen. Ein Seil hält sie im Ring und ein Schiedsrichter erinnert sie an die Spielregeln,

das gibt ihnen die notwendige Sicherheit. Von all den Veranstaltungen in Südtirol haben daher die Maturabälle in Südtirol eine große Vorbildfunktion und sind in meinen Augen besonders schützenswert.

↓

Gut zu wissen: Was muss alles mit, wenn ich in einer unsicheren Gegend unterwegs bin und unbeschadet von A nach B kommen möchte?

Handy mit Ersatzbatterie, Powerbank oder Ladekabel, Kopfhörer, Pfefferspray, Münzen und Kleingeld für den Parkautomaten, eventuell die elegante Abendgarderobe, die erst auf der Feier angezogen wird ....

Fallbeispiel 2

WIE HÄTTEST DU ES GEMACHT?

Eigentlich wollte Lisa im neuen Jahr mit dem Rauchen aufhören. Es bleiben aber noch wenige Stunden Zeit, bis der Neujahrsvorsatz umgesetzt werden will, und so verschwindet Lisa kurz von der Silvesterparty, um vor dem großen Anstoßen um Mitternacht noch in Ruhe eine letzte Zigarette zu genießen. Draußen ist viel los, sie zieht sich deshalb etwas abseits vom großen Gemenge in eine Ecke zurück. Plötzlich wird sie von einem unbekannten Mann angesprochen. Sie signalisiert ihm, dass sie ihre Ruhe haben möchte, der Mann kommt aber immer näher. „Stell dich nicht so an, lass uns ein wenig Spaß haben", macht er schnell klar, worauf er hinauswill. Als Lisa weggehen will, fasst er sie am Handgelenk, zieht sie in die dunkle Ecke zurück und greift ihr an den Hintern, den Busen und die Genitalien.

Instinktiv beginnt Lisa zu schreien, dann erinnert sie sich an die Sicherheitstipps, die sie erst vor kurzem in einem Buch gelesen hat, und brüllt: „Lassen Sie mich los! Greifen Sie mir nicht an meinen Arsch! Hände weg von meinem Busen!" Ein Liebespaar, nicht weit entfernt, wird auf Lisa und den unbekannten Angreifer aufmerksam und erkennt, dass es sich nicht um eine Auseinandersetzung zwischen einem vertrauten Paar, sondern um eine Belästigung handelt. Sie greifen ein und „retten" Lisa damit vor Schlimmerem.

⟶ ***Das hat Lisa gut gemacht:***
Lisa hat sich glücklicherweise im richtigen Moment an die richtigen Worte erinnert: Sie spricht ihren Angreifer mit „Sie" an und signalisiert klar, dass es sich nicht um eine vertraute, sondern um eine unbekannte Person handelt, die ihr hier eindeutig zu nahe kommt. Zudem benennt sie klar die sensiblen Körperteile, an denen sie nicht berührt werden möchte - denn

beim Wort „Busen“ dreht sich eigentlich jedermann um. Sie zieht zieht auch damit die Aufmerksamkeit der Menschen in unmittelbarer Nähe auf sich.

⟶ ***Das hätte sie vorausschauend noch bedenken können:***
Lisa hätte in jedem Fall ihren Freunden Bescheid geben müssen, dass sie kurz für eine Zigarette nach draußen geht, sodass sie jemand begleiten kann. Sie hätte sich nicht abseits in eine dunklere Ecke stellen, sondern trotz ihres Bedürfnisses nach einem Moment Abstand und Ruhe dort bleiben sollen, wo sich viele Menschen aufhalten. Würde Lisa regelmäßig Kampfsport trainieren, hätte sie zudem von vorneherein (noch) selbstbewusster auftreten, sich vom unbekannten Angreifer losreißen und die brenzlige Situation verlassen können.

Fallbeispiel ❸

WIE HÄTTEST DU ES GEMACHT?

Lisa und ihr Freund haben einen schönen Abend in einem gepflegten Restaurant verbracht. Auf dem Rückweg zum Parkplatz müssen sie durch eine Unterführung. Während sich die beiden angeregt über ihre nächsten gemeinsamen Vorhaben unterhalten, reißt ein Mann Lisa ihre Handtasche weg, obwohl Lisa diese auf der Seite zwischen sich und ihrem Freund trägt. Ihr Freund zeigt sich kämpferisch, schnappt den weglaufenden Täter dank seiner schnellen Reaktion nach nur wenigen Metern und will sich die Handtasche zurückholen. Der Handtaschendieb wehrt sich und versucht, sich hochzurappeln und davonzulaufen, Lisas Freund beginnt, auf ihn einzuprügeln, um ihn aufzuhalten. Lisa zerrt an ihrem Freund, denn ihr ist die Situation zu gefährlich – sie möchte lieber abhauen.
Plötzlich umkreist eine Gruppe von Männern die Raufbolde, einer zückt ein Messer.

→ ***Das hat Lisa gut gemacht:***
Lisa hat die Tasche etwas geschützt auf der Seite zwischen sich und ihrem Freund getragen, wenn dies auch in diesem Fallbeispiel einen Diebstahl nicht verhindern konnte.

→ ***Das hätte sie vorausschauend noch bedenken können:***
Lisa und ihr Freund hätten besser darüber gesprochen, wie sie bei einem Angriff auf offener Straße sinnvoll reagieren könnten, anstatt nur von ihren gemeinsamen Plänen zu träumen. Beide hätten sich öfters umdrehen sollen, um verdächtige Verfolger früher auszumachen. Während sich Lisas Freund für einen Kampf mit dem Angreifer entschieden hat, will Lisa lieber fliehen, zerrt an ihrem Partner, schwächt damit ihren Verteidiger zusätzlich und stellt sich unbewusst auf die Seite der Angreifer. Wenn schon, dann hätten besser beide mit vereinten Kräften den Dieb aufhalten und die Tasche zurückholen sollen, bevor die ganze Bande auftaucht. Daneben hätten die beiden noch weitere Vorkehrungen für ihren Weg zum Auto treffen können: Autoschlüssel, Wertgegenstände und Geld am Körper und Pfefferspray in die Hosentasche.

Fallbeispiel ❹

WIE HÄTTEST DU ES GEMACHT?

Lisa besucht einen Vortragsabend in einem Veranstaltungszentrum ihrer nächstgelegenen Stadt. Bereits im Vorfeld überlegt sie, den Veranstaltungsort mit dem Zug zu erreichen. Das ist kostengünstiger und bequem, denn der Bahnhof liegt nur wenige Meter vom Zentrum entfernt und in knapp zehn Minuten zu Fuß würde sie vor Ort sein können. Für die Rückfahrt ist Lisa der Zug dann aber doch zu unsicher, sie ist alleine unterwegs und fühlt sich bei der Vorstellung nicht wohl, ohne Begleitung in einem Zugabteil zu sitzen. Ihre Freundinnen kann sie nicht davon überzeugen, sie zu begleiten, und so beschließt Lisa, doch das Auto zu nehmen. Lisa parkt im nächstgelegenen Parkhaus am Rande der Altstadt unweit des Veranstaltungszentrums und entscheidet sich für einen der Frauenparkplätze im Untergeschoss nahe am Ausgang. Auf dem Hinweg ist es noch hell, es sind viele Menschen unterwegs und Lisa erreicht den Veranstaltungsort in knappen 15 Minuten ohne besondere Vorkommnisse oder Probleme. Da ihr Handy nur noch wenig Akku hat, setzt sie sich im Vortragssaal in eine Ecke und nützt die Gelegenheit, das Telefon an einer Steckdose zu laden.

Als der Vortrag zu Ende ist, schaut sich Lisa um, ob sie ein bekanntes Gesicht erkennen oder sich einer Gruppe auf dem Weg zum Parkplatz anschließen kann. Sie muss aber noch kurz auf die Toilette, wo sie Autoschlüssel, Handy und Pfefferspray in ihre Hosentasche steckt. In der Zwischenzeit sind alle anderen aber schon weg. Lisa macht sich mit einem mulmigen Gefühl auf den Weg. Es ist dunkel und es sind nicht mehr allzu viele Menschen unterwegs. Lisa nimmt ihr Handy und ruft eine Freundin an. Sie erzählt ihr genau, wo sie gerade ist, welche Kleidung sie trägt und was sie in ihrer Nähe beobachtet. Lisa dreht sich dabei öfters um und merkt, dass ihr jemand folgt. Plötzlich reißt ihr jemand von hinten das Handy aus der Hand, nun steht sie alleine da. Auch ihre Handtasche ist weg. Instinktiv beginnt Lisa zu rennen, läuft durch das Parkhaus zu ihrem Auto und schließt sich dort ein. Was nun? Ihrer Freundin kann Lisa ohne Handy nicht Bescheid geben, das Parkticket hat sie in ihrer Handtasche und ob das zusammengekratzte Kleingeld überhaupt für die Parkgebühren reichen würde? Lisa schaut sich um: Niemand ist unterwegs. Da erblickt sie einen Feuermelder und entscheidet sich nach kurzem Zögern, Alarm auszulösen und so Hilfe zu rufen. Es dauert nicht lange, und die Rettungskräfte treffen ein und befreien Lisa aus ihrer misslichen Lage. Leider kann Lisa den Täter nicht beschreiben, für ausschlaggebende Details war sie in der Situation zu aufgeregt.

→ ***Das hat Lisa gut gemacht:***
Lisa hat sich im Vorfeld gut überlegt, wie sie am besten zum Veranstaltungsort kommt. Sie hat vorausgedacht und ihr Handy vor Ort nochmals an einer Steckdose geladen, alternativ hätte sie auch eine Ersatzbatterie oder eine Powerbank einpacken können. Lisa hat sich nach der Veranstaltung zwar umgesehen, ob noch jemand in ihre Richtung bzw. zum Parkhaus gehen muss, leider ohne Erfolg. Sie hat vorsorglich das Handy, die Autoschlüssel und das Pfefferspray (auch wenn sie letzteres in ihrer Aufregung nicht benutzt hat) in die Hosentasche gesteckt und unterwegs ihrer Freundin detailreich erzählt, wo sie unterwegs ist und welche Kleidung sie trägt. Im Parkhaus hat Lisa dann eine kreative Lösung gefunden, um Hilfe zu rufen.

→ ***Das hätte sie vorausschauend noch bedenken können:***
Um nicht zu Fuß vom Veranstaltungsort zum Parkhaus gehen zu müssen, hätte Lisa auch für die relativ kurze Strecke ein Taxi rufen und damit viele Überlegungen vermeiden können.
Für den Fußweg hätte sie sich noch besser vorbereiten können und auch etwas Kleingeld und das Parkticket in der Hosentasche oder in einer anderen Tasche am Körper tragen müssen.
Für das Telefongespräch mit ihrer Freundin wäre es besser gewesen, Kopfhörer zu benutzen und damit ihr Handy nicht „zur Schau zu stellen“. Sie hätte ihrer Freundin zudem klar sagen können, dass sie Hilfe rufen soll, falls das Gespräch unerwartet unterbrochen wird und ihren Standort über GPS teilen können. Um sicherzugehen, dass sie auch im Parkhaus ausreichend Handyempfang hat, hätte Lisa einen Frauenparkplatz in den oberen Parkdecks wählen müssen. Beim Aussteigen vom Auto hätte sie sich gleich schon umsehen und Feuermelder sowie andere Notfallknöpfe ausfindig machen können.
Hilfreich wäre sicher auch gewesen, wenn sie trotz ihrer Aufregung zumindest einen bewussten Blick auf die Schuhe des Täters geworfen hätte.

DAS WICHTIGSTE AUF EINEN BLICK

1 Von A nach B gelangen

- einsame Straßen und Gassen vermeiden
- Notinseln ausmachen
- in der Gruppe oder mit dem Taxi unterwegs sein

2 Gut vorbereitet unterwegs

- wichtige Dinge (Schlüssel, Dokumente, Geld) am Körper tragen
- Verteidigungsgegenstände griffbereit in der Jacken- oder Hosentasche
- Standort teilen oder telefonischen Kontakt halten

3 Im Ernstfall

- weglaufen (falls möglich)
- Hilfe rufen ist auch eine Erste Hilfe
- Täterbeschreibung: Schuhe und Taschen

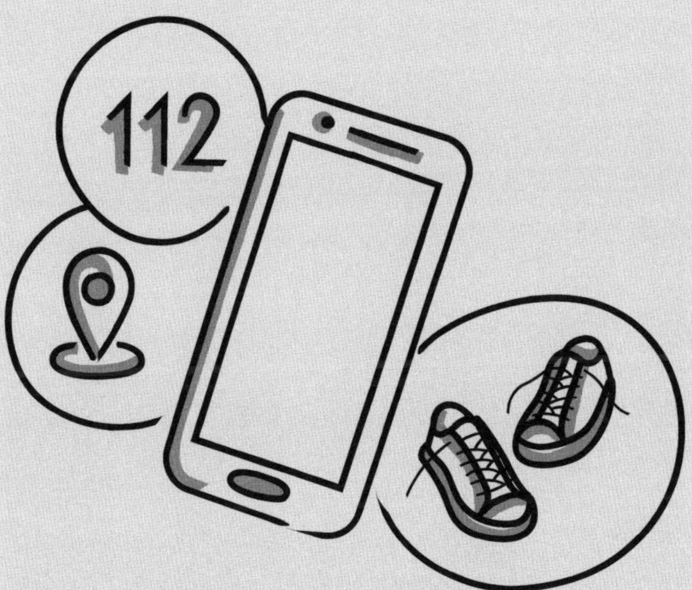

06

AUF REISEN

Was für das eigene Heim und für das Unterwegssein im näheren Umfeld gilt, hat auch auf Reisen seine Berechtigung. Die eigenen vier Wände entsprechen dabei dem Hotelzimmer oder der Ferienwohnung und um sich auf den (unbekannten) Straßen und in den Gastlokalen sicher zu bewegen, ist zweifelsohne der eine oder andere bereits genannte Tipp hilfreich. Grundsätzlich ist zu beachten, dass im Ausland meist andere Bestimmungen gelten als bei uns. Dies bezieht sich auf die Selbstverteidigung, auf das Waffentragen und auf das Pfefferspray, auf die Kommunikation, aber auch auf Polizeieinsätze, Brandbestimmungen und Krankenhausstandards. Wer eine sichere Urlaubsdestination buchen will, lässt sich daher nicht von weißen Stränden und blauen Meeren täuschen, sondern informiert sich vorab gut über das Land, in dem er einige entspannte Tage und Wochen verbringen möchte oder geschäftlich unterwegs ist.

Eine sichere Reise buchen

Dass es beim Thema Selbstschutz nicht (nur) um die bösen, unheimlichen Gestalten geht, die bei uns einbrechen oder uns ausrauben wollen, das konnte ich hoffentlich bereits vermitteln. Klar, die Tageszeitungen schreiben nur über die offensichtliche Gewalt, über physische und psychische Verletzungen. Sicherheit – so wie ich es verstehe – schließt aber auch die vielen anderen Situationen mit ein, in denen es gefährlich werden kann. Das gilt besonders auf Reisen, wo wir uns oft auf „unbekanntes Terrain" begeben. Was nicht unbedingt sein muss, wenn man sich vorab gut informiert. Die ersten Fragen, die man sich daher bei der Auswahl des Reiseziels stellen sollte, sind: Wie ist die politische Lage im Urlaubsland? In Thailand etwa wird man eingesperrt, wenn man eine Fahne abreißt. Gibt es gefährliche Tiere wie Bären, Wölfe, Schlangen oder Meerestiere? Und vor allem: Wie lauten die Notrufnummern? Wie weit ist es bis zum nächsten Arzt und/oder Krankenhaus und wie ist dieses ausgestattet? Wie ist der Versorgungsstandard? Kenne ich überhaupt meine Blutgruppe? Macht es Sinn, einen persönlichen Erste-Hilfe-Koffer mitzunehmen, damit ich sicher die Medikamente dabeihabe, die ich auch gut vertrage? Habe ich die Möglichkeit, mich im Notfall nach Hause zurückholen zu lassen? Übe ich eine Extremsportart wie Tauchen aus, würde ich mich zudem immer darüber informieren, wo sich die nächste Dekompressionskammer befindet. Dies gilt vor allem für ärmere Länder. „Ich kann mich da ja hinfliegen lassen“, mag der eine oder die andere entgegnen. Darauf würde ich mich persönlich aber lieber nicht verlassen, das kann auch gehörig schiefgehen. All dies ist zu bedenken – auch das ist Selbstschutz.

Andere Länder – andere Sitten

Es klingt vielleicht banal, aber wusstet ihr zum Beispiel, dass der beliebte Instant-Message-Dienst WhatsApp in Dubai und Katar verboten ist und daher nicht funktioniert? In anderen Ländern gelten vielfach andere Regeln: Das gilt für die Einreisebestimmungen, für das Internet und für die Verwendung von verschiedenen – vor allem amerikanischen – Apps (etwa zum Telefonieren, zum Übermitteln eines Standorts oder für andere hilfreiche Möglichkeiten für mehr Sicherheit im Urlaub), das gilt aber auch für das Tragen von Waffen, für die Verwendung von Pfeffersprays, für die Brandbestimmungen, für den Konsum von Alkohol und Drogen. Manch eine oder einer mag jetzt schmunzeln, wer aber sicher sein will, informiert sich vorab gut: Es kann etwa sein, dass die Brandbestimmungen im Ausland keine feuerfesten Materialien in Diskotheken vorsehen und ein solches Lokal sehr schnell in Flammen aufgehen kann. Was dann? Lohnt es sich vielleicht, überfüllte Orte zu vermeiden? Kann man sich auf die Polizei verlassen, oder muss ich ausreichend Bargeld in der Tasche haben, um eine Durchfahrt und/oder Hilfe zu erkaufen? In welcher Sprache kann ich mich außerhalb des Hotels oder des Clubs überhaupt verständigen? Nicht überall läuft es so ab wie bei uns in Europa, nicht überall wird Englisch gesprochen. Deshalb passt euch den gegebenen Situationen an und vor allem: Denkt voraus! Verlasst euch nicht blind auf Google Maps, um durch ein unbekanntes Land zu reisen, sondern beschäftigt euch vorab mit den Gegebenheiten vor Ort. Vielleicht ist es euch möglich, eure Routen im Detail zu studieren, wie wir es im Personenschutz machen.

Es geht dabei nicht nur um mögliche Überfälle, sondern auch um andere Gefahren wie Bergstraßen mit Schnee, Hangrutschungen usw. Kann ich im Notfall eine alternative Trasse wählen? Diese Überlegung gilt vielleicht weniger für einen Cluburlaub, wohl aber für abenteuerreichere Rundreisen und Trips oder geschäftliche Reisen mit mehreren Stopps in verschiedenen Städten. Bedenkt auch, dass ein Handy ausfallen könnte, entweder weil Internetseiten zensuriert werden, aber auch weil das Gerät ins Wasser fällt, gestohlen wird oder kaputt geht. Habt ihr eure wichtigsten Reisedokumente ausgedruckt und kopiert – und nicht nur digital auf dem Handy mit dabei? Es muss euer oberstes Ziel sein, bei aller Abenteuerlust wohlbehalten von eurer Reise wieder nach Hause zurückzukehren. Das Internet bietet dabei heutzutage die beste Möglichkeit, sich vorab gut mit einem neuen Reiseziel zu beschäftigen und notwendige Informationen für einen sicheren Urlaub zu sammeln.

Die Unterkunft

Es gibt bestimmte Länder, die man ohne einen gültigen Reisepass nicht mehr verlassen darf. Das ist der Grund, weshalb ich meine persönlichen Dokumente grundsätzlich nie aus der Hand gebe. Für das Einchecken in ein Hotel reicht auch eine gute Farbkopie der Ausweisdokumente aus.

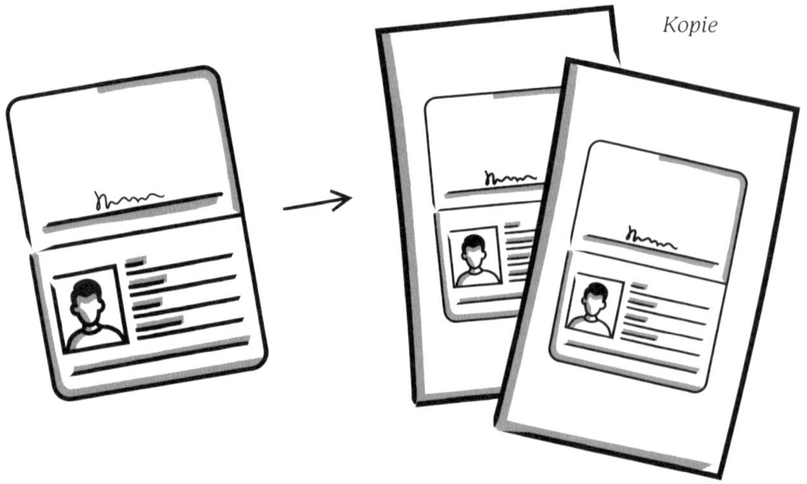

Das gilt auch für arbeitsrechtliche Meldungen, wenn jemand im Ausland arbeiten möchte. Es ist schon vorgekommen, dass Arbeitgeber ihren ausländischen Arbeitnehmern diese wichtigen Dokumente nicht mehr zurückgegeben haben und es den betroffenen Ausländern nicht mehr möglich war, in ihre Heimat zurückzukehren oder eine andere Arbeit anzunehmen. Auch bei kurzen Auslandstrips behalte ich daher die wichtigsten Dokumente, sprich den Reisepass und das Geld, stets bei mir in einer Bauchtasche oder einem Nierengurt. Bargeld finde ich persönlich für Urlaubsreisen unabkömmlich, um unter anderem mit der Polizei verhandeln und eventuell eine Weiterfahrt erkaufen zu können ... In vielen Ländern ist dies, seien wir ehrlich, gang und gäbe – und als Tourist bleibt mir nichts anderes übrig, als mich auch solchen Begebenheiten anzupassen. Eine Bankomat- oder Kreditkarte kann man leicht verlieren. Hierzu ist grundsätzlich zu erwähnen, dass man sich angewöhnen sollte, immer mit der Hand das Nummernfeld zu verdecken während man den Geheimcode in ein Gerät oder an einem Schalter eintippt – auch hierzulande. Denn schaut jemand zu und sieht die geheime Nummer, dann kann es vorkommen, dass er oder sie verstreut Geld auf den Boden schmeißt, und während alle damit beschäftigt sind, dieses aufzuheben, drückt der oder die zweite Diebin beim Geldautomaten auf Annullieren, zieht die Karte ab und tauscht sie mit einer ähnlichen Kreditkarte aus, ohne dass es jemand bemerkt. Mit eurer Karte beheben die Diebe dann schnell an einem anderen Automaten möglichst viel Geld.

Die gängigen Safes in den Urlaubsunterkünften sind meist im Kleiderschrank „versteckt“. Seid ihr euch aber sicher, dass eure Wertgegenstände, eure Kreditkarten und euer Bargeld dort wirklich gut verwahrt sind? Lasst euch bitte nicht täuschen: Hotelsafes können relativ leicht von Einbrechern mitgenommen werden. In den meisten Fällen gibt es im Hotel zudem einen Schlüssel, um den Safe im Notfall öffnen zu können, etwa wenn die Batterie des Schließmechanismus leer ist oder der Safe bei einem Gästewechsel aus einem sonstigen Grund verschlossen bleibt. Deshalb ist mir das zu unsicher, ich gebe in den Safe höchstens einen Ziegel, um Einbrecher und Diebe möglichst lange damit zu beschäftigen. Für

Wertgegenstände gibt es genügend andere Verstecke, wobei ein Dieb in der Regel selten nach oben schaut. Dazu empfehle ich, das Hotelzimmer – mein Zuhause auf Zeit – zu überwachen, denn neben der Putzfrau haben noch viele andere den Schlüssel zu eurer Unterkunft, vom Hausmeister bis zum Elektriker. Zudem ist die Tür meist mit einer Kreditkarte einfach, schnell und lautlos zu öffnen. Dennoch: Den Zimmerschlüssel oder die Zimmerkarte nehme ich grundsätzlich immer mit und lasse diese nicht an der Rezeption, wo sich unter Umständen auch andere Gäste den Schlüssel oder die Karte „ausborgen" können.

Für eine Überwachung des Zimmers gibt es verschiedene Möglichkeiten, vom Wecker über Buchrücken bis hin zu Steckdosen, Powerbanks und Handyladegeräten mit integrierter Kamera. Mit einer Speicherkarte und mobilem WLAN kann ich unterwegs eine direkte Verbindung von diesen Geräten zu meinem Handy herstellen. Ich sehe dann, ob die Putzfrau nur putzt, oder sich auch an meinen persönlichen Wertgegenständen bedient. Oder ob vielleicht die Tochter der Hoteliersfamilie – wie wir im Zuge von privaten Ermittlungen meines Unternehmens im Auftrag eines Hotels einmal rausfinden konnten – dringend Geld für Drogen braucht und dafür in die Zimmer der Gäste einbricht. Kameras sind daher Hilfsmittel, mit denen ich mein Zimmer unter Beobachtung halten kann. Es ist schon klar, dass der Vermieter bzw. Hotelier mich in meinem Zuhause auf Zeit nicht ohne meine Einwilligung filmen darf, sondern nur bei entsprechender Information draußen im öffentlichen Bereich. Umgekehrt darf ich aber bei mir „zu Hause" durchaus eine Filmkamera zur Überwachung anbringen.

Eine weitere Diebesmasche: In großen Luxushotels mit vielen Zimmern, wo die Reinungskräfte die Hotelgäste nicht persönlich kennen, kann es vorkommen, dass Diebe den Putzwagen vor einem Zimmer sehen, sich als Gäste genau dieses Zimmers ausgeben und fragen, ob sie nochmals kurz aufs Bad können. Ich weiß, unsereins würde viel eher noch kurz an die Bar gehen und die Mitarbeiterinnen und Mitarbeiter des Hotels in Ruhe ihre Arbeit zu Ende machen lassen. Will ein Gast aber in sein Zimmer zurück, während gerade geputzt oder aufgeräumt wird, verlässt das diskrete Personal in der Regel den Raum, um in der Zwischenzeit im Nachbarzimmer weiterzumachen – und den Dieben bleibt ausreichend Zeit, um nach Bargeld und Wertgegenständen zu suchen.

Im Urlaubsort unterwegs

Vorausgeschickt: Die sogenannte Geldtasche nenne ich Brieftasche, weil Diebe bei mir dort nur unwichtigen Zettelkram und höchstens eine Kopie meiner Ausweisdokumente finden. Mein Geld trage ich, wie gesagt, immer sehr nah an meinem Körper, große Summen teile ich auf. Dafür sind unter anderem sogenannte Bauchtaschen besonders praktisch, wie man sie in jedem Flughafen erwerben kann. Achtet dabei darauf, dass sie keinen Verschluss auf der Hinterseite haben, sondern vielmehr durchgängig genäht sind wie ein Nierengurt mit aufgenähten Taschen für Geld und Dokumente, in den ich hineinschlüpfen kann wie in eine Hose oder einen Rock. So könnt ihr diese unsichtbar unter eurem Hemd oder T-Shirt tragen und müsst sie auch auf der Toilette nicht ausziehen.

Es gibt zudem auch Rucksäcke, die sich nur über einen Reißverschluss auf der Innenseite am Rücken öffnen lassen. Damit seid ihr in jedem Fall sicherer vor Taschendieben, wenngleich ich meine wertvollsten Gegenstände trotzdem immer bei mir tragen würde. Denn was, wenn ich den Rucksack mit meinen Autoschlüsseln im Kaffee vergesse? Wer vorausdenkt, berücksichtigt auch diese Möglichkeit und sorgt dafür, dass er sicher wieder nach Hause kommt.

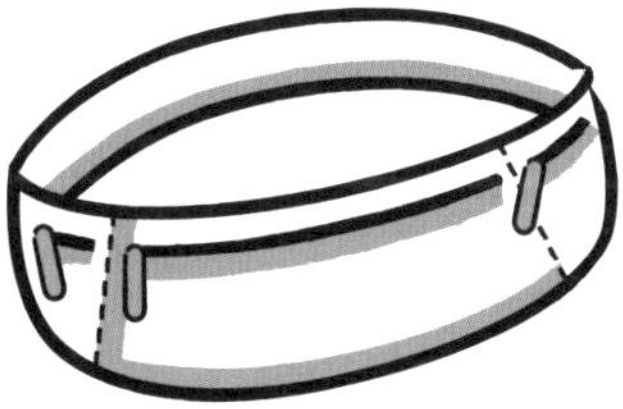

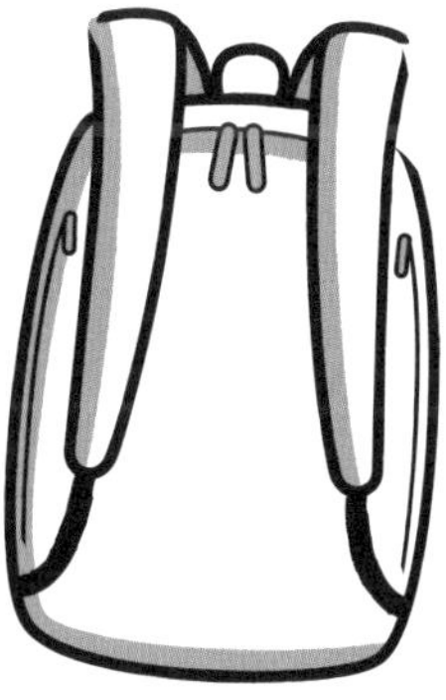

Es kann auch vorkommen, dass Taschendiebe mit einem Cutter-Messer den Boden eines Rucksacks aufschlitzen und das Diebesgut mit einem Plastikbeutel auffangen. Wer dies befürchtet und vermeiden will, für den lohnt sich eine Tasche aus schnittfestem Gewebe (Kevlar). Rucksäcke, die sich mit einem Schloss verriegeln lassen, können eine Lösung für einen Strand- oder Schwimmbadbesuch sein: Ich kann damit meine gut verwahrten Wertgegenstände irgendwo auf- oder anhängen und beruhigt mit meinem Freund oder meiner Freundin schwimmen gehen. Dies gilt auch für einen Konzertbesuch oder für die Arbeit in einer Fabrik. Wo verwahrt ihr euer Geld, die Schlüssel, das Handy, wenn ihr im Meer schwimmen geht? Unter dem Handtuch wie alle anderen? Es gibt dafür praktische Sicherheitsboxen mit einem Schloss und Stahlseil, die man um einen Baum oder um eine Straßenlaterne hängen kann, um seine Wertgegenstände für eine Weile sicher zu verwahren. Ihr sollt euch auch in diesem Fall besser absichern als eure Strandnachbarn, bedenkt dabei aber: Ist ein Dieb bereits in der Nähe, weil eure Nachbarn nicht so aufmerksam sind, dann wird er sich auch für eure Wertgegenstände interessieren. Nachbarschaftshilfe zählt – auch auf Reisen, am Strand und im Schwimmbad. Wichtig ist es immer, die Verstecke standfest zu wählen, damit diese Rucksäcke und Boxen nicht ähnlich wie ein Tresor samt allem mitgenommen und von den Dieben später in aller Ruhe geöffnet werden können.

Wenn ich nicht ausschließen kann, dass ich überfallen werde, dann nehme ich einige Fünferscheine und Münzen und stecke diese lose und nicht zusammengeknüllt in meine Hosentasche. Werde ich angegriffen, schmeiße ich die Scheine und Münzen in die Richtung des Diebes, sodass das Geld schön durcheinander und weit verstreut zu Boden flattert. Während der Dieb dann damit beschäftigt ist, das Geld vom Boden aufzuheben, kann ich weglaufen und mich in Sicherheit bringen. Und wer sagt, dass es nicht sogar nur Spielgeld war?

Befinde ich mich an Orten, wo ich mich unsicher fühle, dann sollte ich mich so kleiden, dass ich nicht auffalle. Ich schmücke mich keinesfalls mit teuren Dingen, denn damit signalisiere ich: „Hallo, hier bin ich. Und ich

habe mehr als du." In Ländern mit anderen Mentalitäten und Sitten als in Europa nehmen sich die Menschen mitunter das Recht heraus, sich zu nehmen, was sie brauchen oder haben wollen. Ich kann deshalb durch ein solches Verhalten in eine sehr unvorteilhafte und gefährliche Situation geraten.
Meiner Lebensgefährtin ist bei einem Urlaub mit einer Freundin in Tunesien Folgendes passiert: Sie schlenderte durch kleine Märkte, die in den Untergeschossen einer Häuserstraße eingerichtet und von zwei Parallelstraßen zugänglich waren. Während meine Lebensgefährtin durch die Stände ging, schlossen sich plötzlich die Tore auf beiden Seiten und sie war in einem solchen Garagenmarkt gefangen. Wer weiß, was passiert wäre, wenn ihre Freundin draußen nicht ein solches Theater gemacht hätte, dass eines der Tore wieder geöffnet wurde. Die Tunesier begannen dann zu verhandeln, wie viele Kamele sie für meine Partnerin an die Freundin bezahlen würden.

Grundsätzlich würde ich beim Reisen und beim Ausgehen auf teuren Schmuck verzichten, vor allem, wenn ich mich an einem Ort nicht wirklich sicher fühle. Besser ist es, die Schmuckgegenstände nur im sicheren Zuhause anzuziehen. Muss ich dennoch eine unsichere Zone passieren, dann gehören wertvolle Ringe und Ketten in die Hosentasche und erst dann wieder herausgenommen und angezogen, wenn ich sicher bei Freunden bin. Das kann auch für freizügigere Kleidung gelten: Was kostet es mich, in Jeans und T-Shirt das Haus zu verlassen und das schöne Cocktailkleid auf der Toilette von Freunden oder einer Party anzuziehen? Oder ein Kopftuch zu tragen, weil das für mich draußen auf der Straße in islamischen Ländern einfach sicherer ist? Im Grunde so, wie es unsere Jugendlichen oft machen, wenn sie nicht wollen, dass Mama und Papa sehen, wie sie sich für die Party „aufbrezeln". Sicherheitstechnisch eine gute Idee, wenn die Eltern vielleicht auch nicht ganz so begeistert davon sein dürften, nicht zu wissen, wie sich ihre Töchter beim Feiern zeigen. Grundsätzlich empfehle ich, sich im Urlaub unauffällig zu verhalten, und zwar möglichst so, um in der Gesellschaft vor Ort unterzutauchen. Vielleicht ist euch auch aufgefallen, dass wir uns in den eigenen vier Wänden oder für schnelle Erledigungen in unserem Heimatdorf nie so sehr rausputzen, wie im Urlaub, wo wir herzeigen, was das Zeug hält... und dann wundern wir uns, wenn wir überfallen werden oder gar noch Schlimmeres passiert.

Achtung bei bestimmten Clubhotels, wo den Gästen farbige Bänder für das Handgelenk verteilt werden: Für Diebe außerhalb des geschützten Hotelbereichs ist dies ein eindeutiges Zeichen, ebenso wie für Betrüger, die den Touristen alles Mögliche andrehen wollen. Dies gilt in Touristenhochburgen auch für verschiedene Dienstleistungen, die dann zu bezahlen sind, wie Schuhe putzen, Nachhause fahren, Taxi rufen. Nicht zuletzt gibt es dort auch Menschen, die selbst ein solches Band aus dem Clubhotel tragen und sich als vertrauenswürdige Touristenführer ausgeben: aufpassen!

Mit Freunden im Urlaub macht es durchaus Sinn, sich gut abzusprechen: Wer darf heute trinken und wer spielt an diesem Abend den Bodyguard? Derjenige, der sich dazu bereit erklärt an diesem Abend nüchtern zu bleiben, hat die Aufgabe, auf die anderen zu schauen: Muss jemand auf die Toilette, soll er nicht alleine dorthin gehen, damit er sicher und heil wieder zurückkommt. Versucht jemand meinen Freunden etwas in ihre Getränke zu schütten? Wann ist genug mit dem Alkohol, wer übertreibt es? Sind alle zurück in ihren Betten?

Darüber hinaus kann es gerade im Urlaub wertvoll sein, mit Freunden und Familie seinen Standort zu teilen. In Rimini dürfte es noch kein Problem sein, ein Straßenschild zu entziffern und eine präzise Angabe darüber zu machen, wo man sich gerade befindet. Dennoch ist es vielleicht vor allem für junge Menschen, die zum ersten Mal mit ihren Freunden in den Urlaub fahren, sinnvoll, ihren Standort den Eltern zu Hause freizuschalten oder ihre Handys untereinander zu vernetzen. Eltern können dabei auch je nach benutzter App das Mikrofon oder die Kamera von zu Hause aus einschalten und so sicher gehen, dass es ihren Kindern gut geht. In einem anderssprachigen Ausland sieht die Sache dann vielleicht nochmals ganz anders aus. Was, wenn es gar keine Straßenschilder gibt? Was, wenn nur arabische oder asiatische Schriftzeichen verwendet werden? Weiß ich überhaupt, wie mein Hotel heißt und in welcher Straße es liegt?

Muss ich mich selbst verteidigen, so macht auch im Urlaub ein Pfefferspray Sinn. Vorsicht aber: In vielen europäischen Staaten ist der Verkauf, der Besitz und das Mitführen von Pfefferspray verboten, wie etwa zurzeit in Griechenland oder in Großbritannien. In den nördlichen Ländern Dänemark, Norwegen, Schweden und Island ist der Einsatz von Pfefferspray ebenfalls strafbar, es gilt daher, sich vor einer Urlaubs- oder auch Geschäftsreise gut über die aktuellen Bestimmungen am Reiseziel zu informieren. Dies gilt nicht nur für Pfeffersprays, sondern auch für andere mögliche Waffen. Zudem ist sicherzugehen, dass ich das Pfefferspray in meinem Koffer mitführen darf, denn im Flughafengebäude komme ich mit einem Pfefferspray im Handgepäck nicht durch die Sicherheitskontrollen. Vielleicht besorge ich mir ein konformes Spray in meinem Urlaubsland, oder ich überlege mir etwas Kreatives: In Barcelona habe ich zum Beispiel bei einem Kampfsporttraining einen Türsteher kennengelernt, der in seinem Job kein Pfefferspray nutzt, sondern sich vor Dienstantritt eine Hosentasche voll Sand vom Strand holt, um diesen Unruhestiftern in die Augen zu werfen, wenn es die Situation erfordert. Der Effekt ist zweifelsohne ein ähnlicher! Während sich ein Dieb oder Angreifer die Augen reibt, habt ihr in jedem Fall ausreichend Zeit, um wegzulaufen.

Wer Angst hat, dass ihm Kinder oder Hunde gestohlen werden, könnte hingegen eine Armbanduhr oder ein Armband mit integriertem GPS nutzen, für Tiere gibt es Halsbänder. Es kann durchaus vorkommen, dass Hunde davonlaufen, einen Unfall verursachen und überfahren werden oder was auch immer. Nutze ich ein GPS, so kann dieses mich und meinen Hund vor manch unangenehmer Situation bewahren.

Fallbeispiel 5

WIE HÄTTEST DU ES GEMACHT?

Lisa ist mit ihrem Freund in Süditalien auf einer Rundreise. Die ersten beiden Nächte verbringen die beiden in einem kleinen Hotel einer romantischen Hafenstadt. Nach dem Frühstück am späteren Vormittag wollen sie am nahegelegenen Steg kurz baden gehen und sich abkühlen. Lisa beschließt, ihr Bargeld und ihre Wertsachen im Hotelzimmer zu lassen. Es gibt keinen Safe, weshalb sie ihr Bargeld kurz abzählt und dann ihre Brieftasche mit dem Geld zwischen ihre Kleidung in den Koffer legt. Als Lisa und ihr Freund vom Baden zurückkommen, hat der Zimmerservice aufgeräumt und sauber gemacht. Lisa schaut schnell nach: Die Brieftasche ist noch da, auch Geld ist noch drinnen. Als sie nachzählt, merkt sie aber, dass zwei Geldscheine fehlen und insgesamt 70 Euro geklaut wurden. Sie meldet den Vorfall an der Rezeption, der Mitarbeiter dort wirkt mehr als desinteressiert. Auch bei ihrer Weiterreise am nächsten Tag spricht im Hotel niemand mehr den Vorfall an, ganz so, als sei nichts passiert.

⟶ ***Das hat Lisa gut gemacht:***
Lisa hat sich kurz überlegt, wo sie ihre Wertsachen verstauen könnte und das Geld in ihrer Brieftasche durchgezählt. Ansonsten hätte sie den Diebstahl womöglich gar nicht mal bemerkt und sich nur kurz gewundert, wo sie das Bargeld schon ausgegeben hatte.

⟶ ***Das hätte sie vorausschauend noch bedenken können:***
Lisa hätte das Geld aufteilen und an verschiedenen Orten besser verstecken sowie mithilfe von versteckten Kameras wie in einer Power Bank, einem Handyauflader, einem Mehrfachstecker oder ähnliches den Diebstahl beweisen können. Den Vorfall hätte sie dann nicht nur der Rezeption, sondern auch der Polizei melden sollen – und vor ihrer Abreise auf eine Klärung bestehen müssen. Mithilfe des Beweismaterials (Videoaufnahmen) hätte sie sogar melden können, wer das Geld gestohlen hat.

DAS WICHTIGSTE AUF EINEN BLICK

1 Informationen sammeln

- sicherheitsrelevante Informationen über das Reiseziel sammeln
- Bestimmungen im Ausland berücksichtigen
- sich der Bevölkerung vor Ort anpassen

2 In der Unterkunft

- Videoüberwachung
- nicht immer Vertrauen in Safes
- Reisedokumente und Bargeld gut verwahren

3 Unterwegs

- Routen festlegen
- Standort mitteilen
- Diebstählen vorbeugen

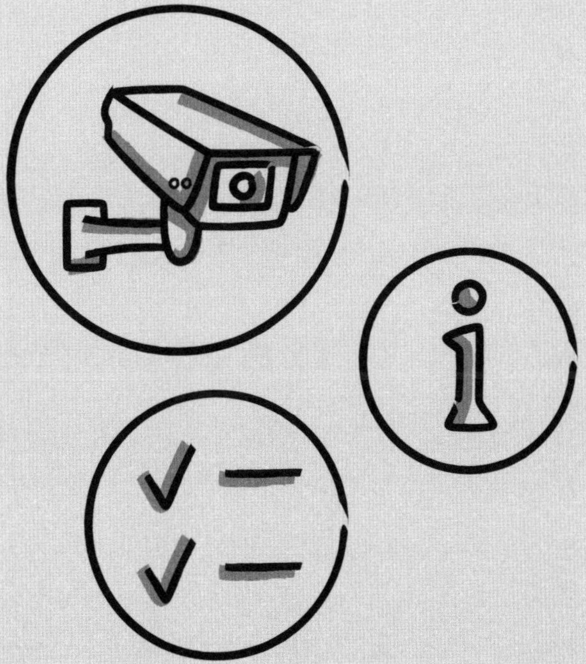

07

KINDER UND JUGENDLICHE SCHÜTZEN

Als Personenschützer ihrer Kinder sind Eltern dafür (mit-) verantwortlich, dass ihren Kindern nichts passiert. Daher gelten im Grunde alle bisher beschriebenen Tipps und Tricks auch für die Sicherheit von Kindern und Jugendlichen. Es ist auch hier entscheidend, das Thema in der Familie anzusprechen, damit sich die Kinder selber schützen können. Grundsätzlich ist es für die Sicherheit von Kindern und Jugendlichen entscheidend, dass sie zu Hause das Gefühl haben, mit all ihren Sorgen und Problemen zu den Eltern kommen zu dürfen, vor allem wenn es um Themen wie Ausgehen, Alkohol und Drogen, aber auch um Mobbing geht. Die Basis für ein gutes Verhältnis zwischen Vater, Mutter und Kind wird bereits in den ersten Lebensjahren gelegt, deshalb kann ich nur empfehlen, sich in einer Familie Zeit zu nehmen für die Sorgen, Wünsche und Anliegen der Kinder und wichtige Themen in der Familie gemeinsam zu besprechen. Kinder sollen selbstsicher „NEIN" sagen dürfen, wenn etwas für sie nicht in Ordnung geht.

Was die Sicherheit angeht, so empfehle ich einmal mehr, sich Fallbeispiele auszudenken und verschiedene Situationen wie bei einer Theaterprobe durchzuspielen, zu üben und zu trainieren. Die meisten Kinder werden solche Rollenspiele mit ihren Eltern genauso lieben wie ihre Puppen oder Fußball, ja für die meisten wird das eine willkommene Abwechslung sein – und Eltern verbringen wertvolle Zeit mit ihren Kindern. Der richtige Zeitpunkt dafür ist generell dann, wenn Kinder sich mit dem Thema beschäftigen oder sogar konkret nachfragen, wie das ist, wenn ein Einbrecher kommt, wenn ein Fremder vor der Schule Kinder anspricht, wenn ... Es liegt nahe, dass man als Eltern aber nicht immer auf die konkreten Fragen warten möchte und vielleicht doch die Initiative ergreifen sollte, wenn es die Situation erfordert: beim Einüben des Schulwegs, vor einer Reise ins Ausland ... Es kann sich auch lohnen, das Thema im Kindergarten oder in der Schule anzusprechen.

Nicht mit Fremden mitgehen

Wie aber vermittelt man (Klein-)Kindern, dass sie nicht allen fremden Menschen vertrauen können und vor allem, dass sie nicht mit Fremden mitgehen dürfen? Ein Erklären und ein „Ja, habe ich verstanden" reicht in meinen Augen nicht. Sprecht mit euren Kindern und lasst sie wiederholen, was ihr erzählt habt, denn nur, wer das richtig wiedergeben kann, hat wirklich verstanden, worum es geht. Dies ist aber noch keine Garantie dafür, dass sich Kinder dann auch so verhalten. Deshalb spielt auch eine konkrete Situation durch, übt mit den Kindern und probt den Ernstfall wie die Freiwilligen Feuerwehren. Fühlt euch selbst in die Rolle einer fremden Person hinein, die euer Kind – vielleicht typisch mit einer Schokolade – locken möchte. Überlegt euch vorab einige fixe Antworten, die das Kind in einem solchen Moment geben kann und übt diese vorher ein, damit sie den Kleinen instinktiv und selbstverständlich über die Lippen kommen. Und kündigt dann einen „richtigen" Test an und bittet einen Nachbarn, Verwandten oder Kollegen, einen Mann und/oder eine Frau, euer Kind zu entführen. Ich muss euch dabei vorwarnen, denn zu 70 Prozent wird euer Kind mit den vermeintlichen Fremden mitgehen. Daher ist es generell wichtig, dass Kinder lernen, andere Menschen genauer zu betrachten. Allein die Frage „Wer ist das?" kann helfen, eine gesunde Skepsis und Menschenkenntnis zu entwickeln, denn auch in Dörfern und Berggemeinden ist nicht jede und jeder vertrauenswürdig. Dies ist eine Frage, die uns auch später im Leben weiterhelfen kann und gerade im Bereich Sicherheit kann man damit vielem vorgreifen – und das kann im Ernstfall entscheidend sein!

Für das Kind ist es dann wichtig, vor Ort beim Training sein Verhalten anzusprechen und es daran zu erinnern, was eigentlich ausgemacht war. So bekommt das Kind das Gefühl, was es falsch gemacht hat. Ja, richtig gelesen: Es gibt in meinen Augen gerade beim Thema Sicherheit ein Richtig und ein Falsch, was ihr euren Kindern auch vermitteln dürft: „Es ist falsch, mit einem fremden Menschen mitzugehen." Dann wiederholt die Übung mit demselben „Entführer" und/oder mit jemand anderem. So lernen die

Kinder, wie sie sich richtig verhalten: erklären, wiederholen, nachahmen und spielen. Sollte es vorkommen, dass ihr euer Kind jemandem anvertrauen müsst, den die Familie nicht so gut kennt, dann könnt ihr ein Codewort ausmachen, das der- oder diejenige dem Kind beim Abholen von der Schule, von der Musikschule oder vom Sport nennt. So ist klar: Diese Person ist vertrauenswürdig.

Lassen Sie mich!

Was aber solltet ihr euren Kindern vorab für den Fall des Falles vermitteln? Zum einen ist es wichtig zu wissen, dass Kinder – wie auch wir Erwachsene – einen Sicherheitsabstand von zwei bis drei Metern zu fremden Menschen halten sollten. Das gilt übrigens auch in anderen Situationen, in denen der Kinderbauch ein ungutes Gefühl hat: zum Beispiel wenn Schulkollegen stänkern, Streit suchen und sich prügeln wollen. Denn ist die Distanz zum Entführer oder Angreifer zu kurz, dann hat das Kind keine Chance mehr wegzulaufen. Es wird – wenn wir bei der Entführung bleiben – an der Hand gepackt und mitgezogen. In diesem Moment ist es entscheidend, dass das Kind die fremde Person mit SIE anspricht und laut ruft: „Lassen Sie mich los, lassen Sie mich in Ruhe, ich kenne Sie nicht, Hilfe." Gerade im ländlichen Raum verwenden Kinder auch gegenüber Fremden vorzugsweise das Du und das Sie ist nicht so üblich. Deshalb kann das Kind mit Begriffen wie „Hilfe", „Sie" und „Nein" die Aufmerksamkeit anderer Menschen in der Nähe auf sich lenken, die unmittelbar verstehen, dass es sich hier um keine vertraute Person handelt, sondern dass das Kind gegen seinen Willen in ein Auto gezerrt wird und somit eine Entführung im Gange ist. Das alles klingt für uns Erwachsene einfach und logisch – und ist in unserer Vorstellung schlimmer als für das Kind. Nennt die Dinge deshalb – kindgerecht – bei ihrem Namen, erklärt gut und genau, was ihr von euren Kindern wollt und vor allem übt verschiedene Szenen. Ihr werdet sehen: Kinder sehen und erleben jeden Tag etwas Neues und auch dieses neue „Spiel" ist für sie etwas Spannendes, bei dem sie gerne mit dabei sind. Übt dabei zu Hause das Schreien um Hilfe: Ihr werdet sehen, das ist gar nicht so einfach. Auch uns Erwachsenen kommt im Ernstfall dieses wichtige Wort – das jeder kennt und kaum jemand benutzt – vielleicht nur schwer über die Lippen, versucht es doch einfach mal vor dem Spiegel. Und schämt euch nicht, um Hilfe zu bitten oder um Hilfe zu rufen, wenn ihr Hilfe braucht!

Sicherheitsabstand

Gefährlicher wird es freilich, wenn jemand mit dem Auto vorfährt, anhält, das Kind anspricht und mitnehmen will. Zum einen ist die Zeit, in der jemand in der Umgebung die Situation mitbekommen könnte, viel kürzer, denn ein Kind beim Arm zu nehmen und in ein Auto zu ziehen passiert relativ schnell. Klärt deshalb eure Kinder auf, dass sie auch bei einem vorfahrenden Auto unbedingt in sicherer Entfernung bleiben sollen, damit sie im Notfall schnell weglaufen können. Es kann auch sinnvoll sein, euren Kindern das bereits genannte Handzeichen zu lehren: Immer mehr Menschen kennen dieses Signal und interpretieren es als ein „Hilfe", sodass Kinder damit auch von einem fremden Auto aus oder an der Hand einer fremden Person auf ihre Notsituation aufmerksam machen können (siehe Seite 57).

Selbstverteidigung

Wie bereits mehrmals erwähnt, würde ich meine Kinder zum Kampfsport schicken und damit zwei Fliegen mit einer Klappe schlagen: Zum einen haben die Kleinen einen sportlichen Ausgleich, zum anderen trainieren sie ein vorausschauendes Denken und nicht zuletzt können sie sich – bei einem regelmäßigen Training – im Ernstfall auch gegen Erwachsene verteidigen. Es gibt einige relativ einfache Befreiungstechniken, die Kinder erlernen und trainieren können. Ich empfehle, zunächst ruhig zu bleiben, denn wenn ein Erwachsener ein Kind festhält, dann hat das Kind keine Chance und kommt aus einem festen Griff nicht heraus. Wartet auf den richtigen Moment und versucht, einen Überraschungseffekt zu erzielen und euch zu befreien. Klar, wenn die Gefahr unmittelbar ist und das Kind in ein Auto gezerrt wird, dann kann es nicht warten und muss sich sofort mit aller Kraft wehren, schreien, als ob der Weltuntergang bevorsteht, die Sie-Form verwenden und, wenn es möglich ist, dem Entführer zwischen die Beine stoßen – gegebenenfalls von hinten in die Hoden, das ist für Kinder leichter und hat einen größeren Überraschungseffekt als von vorne. Aus einer Umklammerung befreit man sich an der Stelle, wo die Hand, der Arm, der Körper offen ist, durch Ziehen, Hebeltechniken oder ähnlichen Methoden, die bei einem Selbstverteidigungskurs erlernt und geübt werden können.

„Ich habe mich verlaufen"

Auf dem Schulweg sollten Kinder stets in einer Gruppe mit Freunden oder Nachbarn unterwegs sein. Dabei könnte es eine Möglichkeit sein, dass das Kind mit dem längsten Fußweg das nächste abholt und so die Gruppe entlang des Schulwegs immer größer wird. Die Eltern sollten sich dabei gegenseitig informieren, wenn ein Kind unerwartet fehlt oder wenn unterwegs etwas passiert, dafür müssen sie ja nicht unbedingt gleich dick befreundet sein, wenn sie das nicht möchten. Es kann sich aber unter den Kindern eine feste Gruppe bilden, in der jeder auf den anderen schaut und aufpasst – auch in anderen Situationen. Für den Schulweg selbst ist es für die Kinder sicherer, belebtere und beleuchtete Straßen zu wählen, statt alleine den Weg durch das Waldstück zu nehmen, in dem die Kinder die Zeit vergessen oder sich womöglich auch noch verlaufen könnten. Auf keinen Fall zu empfehlen sind T-Shirts oder Pullover, wie sie viele kleine Fußballfans tragen: Wenn auf einem Trikot der Name des Kindes steht, können Fremde das Kind persönlich ansprechen und so ein falsches Vertrauen wecken.

Tracking

Wer Angst hat, dass sich sein Kind verlaufen könnte, kann dem durch einige wenige Tricks vorbeugen. Gerade im Grundschulalter haben die Kinder in der Regel noch kein Handy und somit sind die verschiedenen bereits erwähnten Dienste und Apps nicht nutzbar. Eine Alternative könnte aber eine Uhr mit einer SIM-Karte sein, die den Standort des Kindes übermittelt. Oft kann man mit dieser Uhr über einen Lautsprecher telefonieren oder als Eltern von zu Hause aus ein Mikrofon aktivieren, um zu verstehen, wo sich das Kind gerade aufhält. Noch dazu ist eine Uhr im Ernstfall weniger „verdächtig" als ein Handy, das Entführer gegebenenfalls dem Kind gleich abnehmen und in den Straßengraben werfen.

Eltern kontaktieren

Eine weitere relativ einfache Hilfe, falls sich ein Kind verläuft, ist es, einen QR-Code an die Schultasche, Jacke oder andere Gegenstände zu kleben, die das Kind bei sich trägt. Einen solchen Code kann man im Internet selber generieren und seine Telefonnummer oder auch mehrere Telefonnummern sozusagen hinterlegen. Die Nummern sind so nicht auf den ersten Blick sichtbar, vielmehr handelt es sich beim QR-Code um ein quadratisches Bild aus weißen und schwarzen Punkten. Die hinterlegten Daten können mit den meisten Handys im Kameramodus oder ansonsten mithilfe eines QR-Code-Readers abgelesen werden. Verläuft sich euer Kind, dann kann es mit diesem Code zu einem sogenannten „Safe Place" gehen – das sind Polizeistationen, Krankenhäuser, öffentliche Einrichtungen,

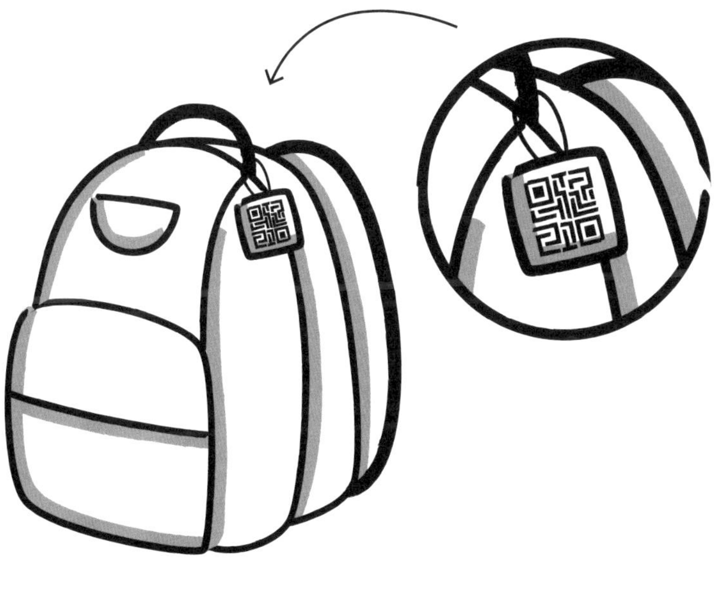

Apotheken, Banken und ähnliche Gebäude – und dort einen Beamten oder Angestellten darum bitten, die Eltern anzurufen. Das setzt abermals voraus, dass ihr mit euren Kindern über das Thema Sicherheit sprecht und erklärt, was es sich mit dem QR-Code auf sich hat und was beispielsweise ein Beamter ist. Noch besser ist es freilich, wenn ein Kind – wie früher – seinen Namen und die vollständigen Namen (Vor- und Nachnamen) der Eltern, Adresse und Telefonnummern auswendig kennt. Verlaufen ist eine der Situationen, die Väter und Mütter am besten auch konkret durchspielen. Wenn ihr durch die Stadt geht, könntet ihr so tun als ob sich euer Kind verlaufen hat und gemeinsam mit euren Kindern überlegen, wie das im Ernstfall ablaufen kann. Fragt das Kind dann vielleicht doch Passanten um Hilfe? Das ist ok, es soll aber in jedem Fall die Aufmerksamkeit mehrerer Personen auf sich ziehen, sonst könnte es versehentlich an jemand Falsches geraten.

Sicherheit zu Hause

Viele Aspekte zum Thema Wohnungseinbruch wurden bereits in den vorherigen Zeilen ausführlich beschrieben. Ich kann nur wiederholen, dass es sich lohnt, mit den Kindern über den Ernstfall zu sprechen, verschiedene Szenarien durchzuspielen und die jüngsten Familienmitglieder mit ihren oft durchaus kreativen und sinnvollen Ideen miteinzubeziehen. Sich im Zimmer einsperren, das Fenster öffnen und laut um Hilfe rufen, die Sie-Form verwenden oder andere Begriffe, die die Aufmerksamkeit auf sich lenken wie „Fassen Sie mich nicht an", sind mögliche Strategien, mit denen die Kinder einen wertvollen Beitrag leisten können.
Sind Kinder alleine zu Hause und es klingelt an der Tür, sollten sie grundsätzlich durch die Tür schreien: „Mama, da ist jemand an der Tür" oder „Papa, es hat geläutet". Wer auch immer draußen steht, kriegt mit: Da ist noch jemand (auch wenn das nicht der Fall ist) und wird vielleicht gleich weiterziehen. Dass es sich lohnt, Kindern die Notrufnummer 112 zu erklären, davon haben wir ebenfalls bereits gesprochen und das kann auch für die Eltern mehr Sicherheit bedeuten. Stellt euch vor, ihr fallt beim Putzen von einem Stuhl und seid nicht mehr ansprechbar. Sind die Kinder vor-

bereitet, werden sie genau wissen, was zu tun ist, wenn Mama oder Papa dringend Hilfe brauchen.

Sicherheit für Kinder schließt abermals nicht nur Entführungen und Wohnungseinbrüche ein, sondern auch viele andere Situationen. Ich denke dabei besonders an meine Zeit als Bademeister zurück, wo ich einmal genau beobachten konnte, wie sich kleine Kinder verhalten: Gehe ich mit einem Kind irgendwohin, wird es sich aus Gewohnheit ohne Berücksichtigung von Gefahren wieder dorthin begeben. Hier heißt es aufpassen und vorausschauend mitdenken. Konkret: Eine Mutter hat den ganzen Tag lang ihr Kind im Schwimmbad begleitet, ihm auf die Rutsche geholfen, es im Becken aufgefangen und somit gut darauf geachtet, dass das Kind nicht im Wasser ertrinkt. Am Abend, als alle Gäste die Becken bereits verlassen haben und ich gerade meine Sachen packe, beobachte ich die Mutter, die ihrem Kind noch die Schwimmflügel abnimmt und sich dann umdreht, um diese einzupacken. Das Kind läuft in der Zwischenzeit davon – ohne Flügel. Während die Mutter es verzweifelt sucht, begibt es sich auf die Rutsche, um nochmals den gewohnten Spaß zu erleben. Es ist schnell am Ausgangspunkt oben und rutscht – ohne die sichere Schwimmhilfe – wie schon den ganzen Tag hinunter. Das ist gefährlich, denn das Kind hat nicht nur keine Schwimmflügel an, sondern die Mutter ist auch nicht da, um es im Becken sicher aufzufangen. Beinahe wäre das Kind im Wasser ertrunken, zum Glück konnte ich die Situation aber beobachten und das Mädchen noch rechtzeitig aus dem Wasser ziehen.

Jugendliche

Für alle Eltern kommt irgendwann die Zeit, in der sie ihre heranwachsenden Kinder zunehmend loslassen müssen: spätestens dann, wenn die jungen Menschen beginnen, mit Freunden etwas zu unternehmen und erste Erfahrungen beim Ausgehen sammeln. Dabei sollen sie aber sicher wieder nach Hause kommen. Diese Abnabelung fällt in eine Zeit, in der die Beziehung zu den Jugendlichen nicht immer störungsfrei verläuft, dennoch gibt es einige Dinge, mit denen Eltern einen möglichst sicheren Rahmen für ihre Kinder festlegen können. Es gilt heutzutage mehr denn je, Kinder und Jugendliche zu stärken: Da steht eine starke Familie dahinter. Es ist wichtig, dass die jungen Menschen zu Hause alles erzählen können, ohne Angst haben zu müssen, bestraft zu werden. Menschen, die zu Hause auf ein offenes Ohr stoßen, sammeln weniger Emotionen an, weil sie diese durch Reden rauslassen können. Diese Jugendlichen verspüren keinen Drang mehr (oder zumindest einen geringeren), ihre angestauten Gefühle mithilfe von Alkohol, Drogen oder aggressivem Verhalten rauszulassen. Ein gesundes Familienverhältnis stärkt Kinder und Jugendliche. Wenn eure Kinder auch noch andere Vertrauenspersonen wie die Paten haben, dann ist das grundsätzlich zu begrüßen, denn: Am häufigsten passieren Gewalt und Missbrauch in der Familie. Es ist nicht der maskierte Mann in der Tiefgarage, nein: Es ist der Vater, der Onkel ... und dann wird es schwierig, wenn Kinder keinen Halt haben und mit niemandem darüber reden können. Dazu sei gesagt, dass eine Vergewaltigung oft mit einer verbalen Belästigung beginnt und dann mit einer unsittlichen Berührung bis hin zum sexuellen Akt weitergeht. Dasselbe passiert bei Mobbing, das oft mit kleinen Hänseleien beginnt, die immer böser und häufiger werden. Kinder rutschen oft relativ schnell in solche Situationen. Wenn sie dann zu Hause nicht darüber sprechen können, wird es schwierig, schnell und gemeinsam mit der Schule, anderen Eltern oder externer Hilfe zu reagieren.

Junge Menschen unterwegs

Viele Tipps und Tricks für ein sicheres Unterwegssein habe ich bereits beschrieben. Diese Hinweise gelten nicht nur für Erwachsene, sondern auch für junge Menschen. Was können aber Eltern tun, damit ihre Jugendlichen sicher ausgehen können? Es ist sicher sinnvoll, auch junge Menschen über das Handy zu tracken, wobei ich nochmals in Erinnerung rufen möchte, dass ihr damit wisst, wo sich das Handy eures Sohnes oder eurer Tochter gerade befindet – und nicht das Kind. Hilfreich ist es sicher auch – eventuell im Schulterschluss mit den Eltern der Freunde eurer Jugendlichen – einen Fahrdienst anzubieten, damit die jungen Menschen gar nicht erst

↓

Gut zu wissen:
Für Kinder und Jugendliche,
die zu Hause nicht über ihre Sorgen und Probleme sprechen können, gibt es verschiedene Anlaufstellen.
Einige davon sind:

in Südtirol

Young and direct: Tel. 0471 155 155 1 oder WhatsApp Tel. 345 081 70 56
Kontaktstelle gegen Gewalt GEA: Tel. 800 27 64 33
Kinder- und Jugendanwaltschaft: Tel. 0471 946 050

in Italien

Telefono Azzurro: Tel. 19696
Help Line Violenza e Stalking: Tel. 1522
Emergenza Infanzia: Tel. 114

in Österreich

Rat auf Draht: Tel. 147
Kindernotruf: Tel. 0800 567567
Kids-Line: Tel. 0800 234 123
Hotline für hilfesuchende Kinder: Tel. 116 111

in Deutschland

Nummer gegen Kummer / Kinder- und Jugendtelefon: Tel. 116 111
JugendNotmail: Online-Beratung unter www.jugendnotmail.de
Krisenchat: Online-Beratung unter www.krisenchat.de

auf die Idee kommen, per Anhalter, mit betrunkenen Menschen oder gar neuen Bekanntschaften nach Hause zu fahren. Oder ihr gebt den Kindern das notwendige Geld für ein Taxi. Was das Verhalten der Jugendlichen in einer Bar, einer Diskothek oder in anderen Lokalen angeht, gilt dasselbe wie für uns Erwachsene: Wer kann an diesem Abend die Gruppe im Blick behalten und den Bodyguard spielen? Wer begleitet die Freundin auf die Toilette oder nach draußen zum Rauchen? Wer sagt, wann es mit dem Alkohol reicht? Wenn man auf dunklen Straßen unterwegs ist, gilt: Handy, Hausschlüssel, Kleingeld, Parkticket und Pfefferspray (in Südtirol und Italien ab 16, in Österreich ab 18 und in Deutschland ab 14 Jahren) in die Hosentasche, auffällige Kleidung vor dem Start wechseln, Schmuck ablegen, Taschen auf der Innenseite tragen, Notinseln ausmachen. Ich denke, solche Sicherheitstipps kann man durchaus auch mit den Jugendlichen besprechen und damit so manche ungute Situation vermeiden.

Das gilt besonders im Ausland oder im ersten Urlaub ohne Eltern, wo ihr als Vater oder Mutter nicht unmittelbar eingreifen könnt. Für diesen Fall kann ich nur empfehlen, klare Sicherheitsregeln festzulegen: dass sich die Jugendlichen vorab Treffpunkte und Uhrzeiten ausmachen, für den Fall, dass sie sich verlieren sollten, dass sie sich ihre Standorte übers Handy gegenseitig (und auch den Eltern zu Hause) freischalten, sich den Namen des Hotels und die Adresse einprägen, sich Straßenschilder anschauen, bevor sie eine Gasse betreten. Im Ausland gilt es dabei vorab zu klären, ob die gewohnten Apps funktionieren, ob die Internetverbindung über Roaming aufgebaut werden kann oder ob eine SIM-Karte aus dem Urlaubsland benutzt werden sollte, ob ein Pfefferspray erlaubt ist oder die Kinder sich doch lieber eine Tasche Meeressand vom Strand mitnehmen sollten. In der Nacht sind in jedem Fall die Strände zu meiden. Ich war einmal für einen Sprachkurs in Malta, als uns eines Morgens unsere Vermieterin erzählt hat, dass in der Nacht am Strand drei Mädchen vergewaltigt worden sind. Die Jugendlichen hatten einen Mann gefragt, wie sie denn nach der Party am besten zurück ins Hotel kommen könnten. Der Weg durch die Straßen der Stadt war vermeintlich kompliziert, und der Mann hat den Mädchen deshalb den „leichteren“ Weg über den Strand empfohlen, seine

Kollegen gerufen und die drei Männer haben die drei Mädchen anschließend missbraucht. Strände sind in der Nacht unbeaufsichtigt und wenig besucht: so romantisch auch ein Nachtspaziergang sein mag, bitte nicht!

Was den Konsum von Alkohol und Drogen angeht, ist ein stabiles Verhältnis im Elternhaus ein Stück weit ausschlaggebend. Wenn zu Hause keine Zeit für die Kinder und Jugendlichen ist oder sogar Gewalt auf der Tagesordnung steht, dann rutschen die jungen Menschen eher in solche Szenen hinein. Das soll nicht heißen, dass alle Jugendlichen mit Drogenproblemen zu Hause kein gutes Verhältnis zu den Eltern haben, bitte nicht falsch verstehen! „Es braucht ein ganzes Dorf, um ein Kind zu erziehen", so lautet ein afrikanisches Sprichwort und ich bin der Meinung, dass es auch Aufgabe unserer Gesellschaft ist, die Augen und Ohren offenzuhalten.

K.-o.-Tropfen sind in Südtirol nicht so weit verbreitet, wie allgemein angenommen. Vor allem Mädchen schämen sich häufig, zu Hause zu sagen, dass sie zu viel Alkohol getrunken haben. Dabei spielt aber oft auch der Hormonspiegel (Menstruation) eine Rolle, oder sie hat bereits seit einigen Tagen nicht viel gegessen, um in das Ballkleid zu passen. In vielen Jugendzentren gibt es heute schon sogenannte „Glaskondome", das sind Gummideckel, die zum Schutz vor K.-o.-Tropfen über das Glas gestülpt werden können, eventuell mit einem Loch für einen Strohhalm. Diese empfehle ich stark für Partys, bei denen viele Drogen im Umlauf sein könnten. In unserem Umfeld sind solche Tropfen eher unüblich, sie werden eher in europäischen Großstädten im Zusammenhang mit illegalem Organhandel benutzt.

Nicht zuletzt möchte ich abermals eine Lanze für den Kampfsport brechen, gerade auch für junge Menschen. Kampfsport stärkt das Selbstbewusstsein, fördert eine gesunde Wertehaltung und gibt mehr Sicherheit. Es würde durchaus Sinn machen, Kampfsport an unseren Schulen zu lehren. Ich bin davon überzeugt, dass es viel weniger Kriminalität auf unserer Welt geben und eine moralisch korrektere Gesellschaft heranwachsen würde, wenn jede und jeder einen Kampfsport erlernen würde. Kampfsport stärkt dich, macht dich fit und gibt dir Sicherheit!

Fallbeispiel 6

WIE HÄTTEST DU ES GEMACHT?

Lisa besucht mit ihrer Familie (ihrem Mann und ihren zwei Kindern) einen Freizeitpark. Mit ihrem Mann vereinbart sie, dass jedes Elternteil ein Kind an die Hand nimmt, um die beiden nicht im Getümmel zu verlieren. Sollten sich Vater und Mutter für eine halbe Stunde nicht mehr sehen und auch nicht per Handy erreichen können, so wollen sie sich beim großen Karussell in der Mitte des Parks treffen. Vor der Wasserrutsche ist eine große Menschenmenge, alle strömen in Richtung Eingang. Plötzlich wird Lisas Sohn an ihrer Hand von den Menschen mitgerissen und verschwindet im Getümmel. Lisa ruft nach ihm, boxt sich durch die Menge, hört ihn zwar weinen, aber kann ihn nicht mehr entdecken. Sie beginnt „Hilfe“ zu schreien, doch niemand reagiert. „Wo ist mein kleiner Junge!“, ruft sie, zückt ihr Handy und zeigt den Menschen um sich herum ein aktuelles Foto. Glück gehabt, ein Herr hat ihren Jungen gerade eben in Richtung Kasse laufen sehen, Lisa läuft ihm nach. Da hört sie bereits, wie ihre Familie ausgerufen wird und kann ihren Sohn beim Ausgang abholen. Dann macht sie sich zum Treffpunkt auf, den sie mit ihrem Mann vorab vereinbart hat. Als sich die Familie wiederfindet, erzählt ihr Mann, dass ihm auch die ältere Tochter für eine kurze Zeit entwischt ist. Diese hat aber von ihrer Patin zur Erstkommunion eine Smartwatch bekommen, die mit einer GPS- und Anruffunktion ausgestattet ist. So konnte er sie leicht finden und in der Zwischenzeit sogar noch telefonisch beruhigen.

→ ***Das hat Lisa gut gemacht:***
Lisa und ihr Mann haben sich gut überlegt, was sie tun wollen, wenn sie sich verlieren, und ihre Kinder gut vorbereitet, indem diese die Namen der Eltern kennen (Sohn) und die moderne Technik nutzen (Tochter).

→ ***Das hätte sie vorausschauend noch bedenken können:***
Lisa und ihr Mann hätten ihre Kinder höchstens noch mit einem QR-Code ausstatten können, damit die Mitarbeiter des Freizeitparks sie eventuell auch telefonisch erreichen hätten können. Vorab wäre je nach Aufenthaltsort auch zu klären gewesen, ob das Internet am Handy (oder der Kinderuhr) für eine eventuelle Standortfreischaltung funktioniert.

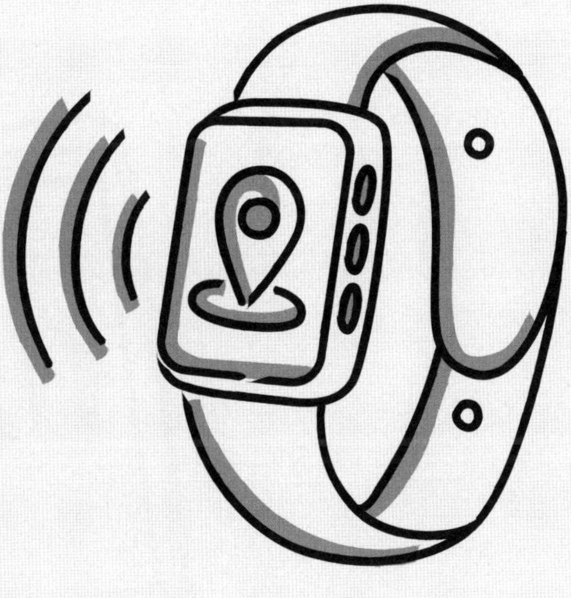

DAS WICHTIGSTE AUF EINEN BLICK

1. **Entführung**
   - Sicherheitsabstand wahren
   - mit Schreien und gezielt gewählten Worten Aufmerksamkeit erregen: Sie-Form, Hilfe rufen
   - Situationen ansprechen und trainieren

2. **„Ich habe mich verlaufen“**
   - Gruppenbildung fördern
   - Tracking einrichten (Smartwatch)
   - QR-Code mit Telefonnummern

3. **Sicherheit zu Hause**
   - Situationen besprechen und üben
   - Hilfe holen mit Codewörtern oder 112
   - „Mama, Papa, da ist jemand an der Tür“

4. **Jugendliche unterwegs**
   - vertrauensvolles Verhältnis pflegen
   - klare Regeln festlegen
   - Kampfsport ausüben

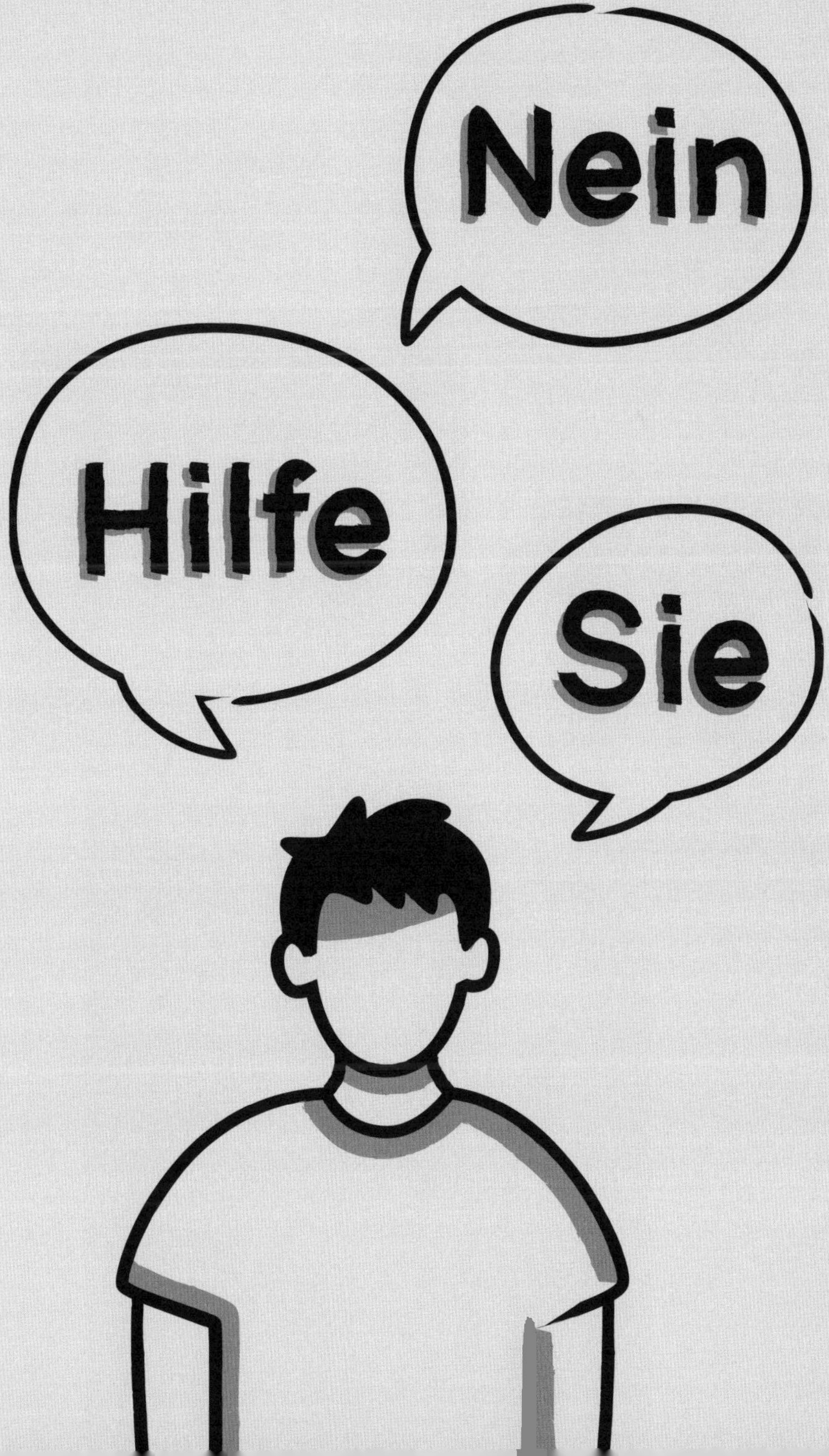
Nein
Hilfe
Sie

Schlusswort

„Bist du jemals unvorbereitet in eine unsichere Situation geraten, in der du Angst hattest?“, werde ich öfters gefragt. Ja, ich habe meine Erfahrungen machen und auch unsichere Situationen erleben müssen. Mein reflektiertes Denken hat mir aber immer wieder dabei geholfen, mich zu verbessern und in der Folge noch vorausschauender zu handeln. Dazu muss ich aber auch sagen, dass ich mit mir und meinen Lieben diesbezüglich sehr im Reinen bin, sprich: Wenn ich zum jetzigen Zeitpunkt bei einem schweren Flugzeugunglück ums Leben kommen würde, dann empfinde ich selbst das als keine so große Tragödie. Ich habe keine Kinder. Natürlich wären meine Familie und meine Partnerin sehr traurig, dennoch ist eines sicher: Jeder muss sterben, früher oder später. Der Unterschied liegt daher im „Faktor Zeit“. Es kommt vielmehr darauf an, was du in deinen 40 oder 80 Lebensjahren erlebst und was du aus deiner Lebenszeit machst. Wenn du länger leben willst, möchtest du noch mehr erleben. Wenn du dir aber in deinem bisherigen Leben deine Herzenswünsche erfüllen und deine Ziele erreichen konntest, dann bist du vielleicht mit 50 glücklicher und zufriedener als mit 80. Ich lebe in einer stabilen Partnerschaft, habe einen erfüllenden Beruf, ein finanzielles Auskommen, ein Dach über dem Kopf, ein Auto. Und ich umgebe mich mit den Menschen, die ich mag. Sterbe ich mit 80, so habe ich davon zwar mehr gehabt was die Quantität betrifft. Das bedeutet aber nicht zwingend ein Mehr an Qualität. Was ich damit sagen will: Wenn ihr etwas erreichen wollt, etwas Neues ausprobieren wollt, etwas Besonderes erleben wollt, dann macht es jetzt. Wartet nicht zu lange, sondern lebt heute euer Leben. Gestaltet jeden Tag so, als wäre es euer letzter. Das ist ein sehr befreiendes Gefühl. Seit ich so denke, habe ich keine Angst mehr zu sterben: Ich lebe jeden Tag viel bewusster.

Dieses Gefühl der Freiheit ist dabei eng mit dem Gefühl der Sicherheit verbunden. Ich hatte als Kind eine enorme Angst vor Schlangen, bis ich damit begonnen habe, mich für diese Tiere zu interessieren.

Ich konnte erfahren, dass es in Südtirol acht Schlangenarten gibt, aber nur drei davon giftig sind: die Aspisviper, die Hornviper und die Kreuzotter. Seit ich das weiß, habe ich keine Angst mehr vor Schlangen. Ähnlich verhält es sich mit dem Thema Sicherheit: Ich möchte, dass sich unsere Gesellschaft mit dem Thema Sicherheit beschäftigt, um weniger Angst haben zu müssen. Ich möchte, dass ihr wisst, wie ihr euch schützen könnt, damit ihr bestenfalls erst gar nicht in die Situation kommt, euch verteidigen zu müssen. Alle Tipps in diesem Buch sind meine Anregungen für euch und eure Familien. Dies ist nicht die einzig gültige Wahrheit, zumal jede und jeder ein eigenes Empfinden und Bedürfnis hat, sich zu schützen. Macht euch jene Tipps zu eigen, die für eure aktuelle Lebenssituation und euer persönliches Sicherheitsbedürfnis stimmig sind. Beschäftigt euch mit eurer Sicherheit, versetzt euch in alle möglichen und unmöglichen Situationen. Denn es mag ja sein, dass wir eigentlich spätabends ohne Bauchweh durch die Stadt gehen können sollten ... die Realität sieht aber anders aus. Mit dieser schonungslosen Tatsache müssen wir nun mal leben. Dabei liegt es an mir, ob ich stur an meinen Prinzipien festhalte, oder der Wahrheit ins Auge blicke und – lieber als mich einer unnötigen Gefahr auszusetzen – die Zügel selbst in die Hand nehme und mich und meine Lieben schütze.

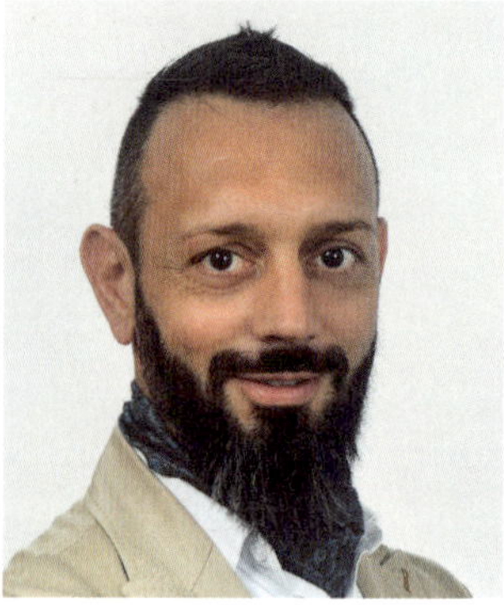

Marco Buraschi

Jahrgang 1980, ist diplomierter Sozialpädagoge, Sozialmanager und Kampfsportler. Er ist zudem ausgebildeter Security-Manager, zertifizierter „Security Manager Expert“ und Detektiv. Als Gründer und Inhaber der größten Sicherheitsfirma in Südtirol, STS-Security, entwickelt er seit Jahren Sicherheitskonzepte für öffentliche Veranstaltungen, Einrichtungen und Events und führt mit seinen mehr als 600 Mitarbeitern verschiedene Sicherheitsdienste im In- und Ausland aus. Marco Buraschi lebt in Auer.

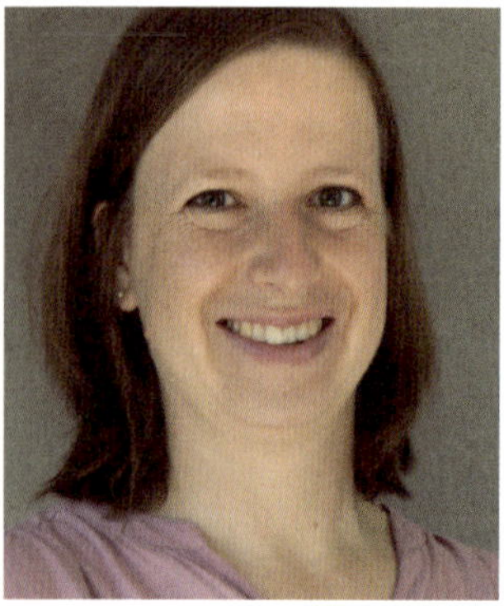

©Ahead GmbH

Maria Pichler

Jahrgang 1983, ist freiberufliche Journalistin und Autorin. Ihre Themen und Interessen sind sehr vielfältig und reichen von der Wissenschaftskommunikation über die Tagespolitik bis zu regionalem und lokalem Journalismus, historischen Inhalten, Biographien und Kinderbüchern.

Marco Buraschi | Keine leichte Beute

ISBN: 979-12-5532-098-2

Lektorat: Katharina Brenner, Maria Pichler
Herstellung und Verlag: Effekt! - Buchverlag, www.effekt.it

Bibliografische Information der Deutschen Nationalbibliothek: Die Deutsche Nationalbibliothek verzeichnet diese Publikation in der Deutschen Nationalbibliografie; detaillierte bibliografische Daten sind im Internet über http://dnb.d-nb.de abrufbar.

Mit freundlicher Unterstützung

AUTONOME PROVINZ BOZEN SÜDTIROL
PROVINCIA AUTONOMA DI BOLZANO ALTO ADIGE
Deutsche Kultur